OBSERVATIONS
SUR
L'ALAITEMENT
DES ENFANS,

Dans lesquelles on indique plusieurs précautions également intéressantes pour la Mère & pour l'Enfant, soit avant, soit pendant, soit après l'Alaitement : précautions au moyen desquelles on évitera un grand nombre d'inconvéniens auxquels on s'expose, si on les néglige.

Par M. LEVRET, Accoucheur de Madame la Dauphine, &c.

Extrait du Journal de Médecine, année 1772.

A PARIS,

Chez MÉQUIGNON l'aîné, Libraire, rue des Cordeliers.

1781.

NOUVELLES OBSERVATIONS

Sur l'Alaitement des enfans, dans lesquelles on indique plusieurs précautions, également intéressantes pour la mere & pour l'enfant, soit avant, soit pendant, soit après l'alaitement : Précautions au moyen desquelles on évitera un grand nombre d'inconvéniens auxquels on s'expose, si on les néglige; par M. LEVRET, *accoucheur de Madame la Dauphine, &c.*

Le vœu de la nature est, sans contredit, que les meres nourrissent leurs enfans, ainsi on ne peut que louer celles qui s'en font un devoir. Mais, comme il n'y a que trop de ces meres tendres, en qui la fonction de l'alaitement est plus ou moins difficile à s'établir, sur-tout pour la premiere fois, il convient d'en donner les raisons, & d'indiquer les moyens propres à lever ces difficultés, & c'est ce que nous tâcherons de faire avec le plus de clarté qu'il nous sera possible.

Avant d'entrer en matiere, nous croyons devoir déclarer que nous laisserons aux peres & aux meres à se décider pour les obstacles qui dépendent des causes morales; nous bornant entiérement à ceux qui proviennent des causes matérielles ou physiques. Pour procéder avec méthode, nous ferons deux claſſes de ceux-ci; la premiere contiendra les obſtacles qui dépendent de la conſtitution générale du ſujet, & la ſeconde, de ceux qui tiennent à quelque vice local.

Les obſtacles de la première claſſe, dépendant ordinairement plutôt du vice des liqueurs, que de celui des ſolides, ſont du domaine de la médecine; ceux de la ſeconde claſſe, attaquant la forme des parties ſolides, ſituées extérieurement, appartiennent à la chirurgie. Il faudra donc conſulter des médecins pour les obſtacles de la premiere claſſe, & des chirurgiens, ſur-tout des accoucheurs, pour ceux de la ſeconde; & quelquefois les uns & les autres pour les cas mixtes.

Mais, afin d'éviter la confuſion, nous reſterons autant que nous le pourrons dans notre ſphère; &, comme il s'agira ici de mettre en évidence les obſtacles qui peuvent s'oppoſer à l'alaitement, ſoit de la part du phyſique de la mere, ſoit de celui de l'enfant, nous diviſerons ce que nous avons à dire en deux parties principales. Dans la premiere, nous traiterons des obſtacles dépendans de la mere; &, dans la ſeconde, de ceux provenans de l'enfant, non pour dégoûter les meres de nourrir, mais pour leur indiquer les divers moyens qu'elles peuvent mettre utilement en uſage, pour applanir les difficultés qui peuvent ſe préſenter, ſoit pour commencer à donner à tetter à l'enfant, ſoit pour continuer l'alaitement, ſoit enfin lors du ſévrage, &c.

PREMIERE PARTIE.

Des obſtacles à l'alaitement, provenant de la part de la mere.

Les obſtacles à l'alaitement de l'enfant, qui proviennent de la mere, dépendent principalement de la mauvaiſe conformation de ſes mammelons; comme ces obſtacles ſont très-rarement invincibles aux ſecours de l'art, il convient non-ſeulement d'en expoſer les cauſes & les effets, mais auſſi de décrire les moyens propres à détruire les uns & les autres.

§. I. La forme la plus favorable, pour que les mammelons ſe prêtent à la ſuction, eſt la forme cylindrique, ou celle d'une poire, dont la petite extrémité ſeroit comme implantée dans le milieu du ſein. Il faut qu'ils ſoient en même temps médiocrement ſolides, & ſuffiſamment gros & longs.

Il faut que le mammelon ait peu de ſolidité, pour que l'enfant puiſſe aiſément le comprimer dans toute ſon étendue, entre ſa langue & ſon palais, afin d'en faire ſortir facilement le lait. Quant au volume, il vaut mieux que le mammelon ſoit gros, que s'il étoit menu, parce qu'il remplit mieux la bouche de l'enfant. Cela eſt ſi vrai, qu'il n'y a pas de pis de chévre & même de vache, qu'un enfant ordinaire, quoique nouveau-né, ne ſaiſiſſe aiſément, & dont il ne pompe très-bien le lait; (ce que nous pouvons affirmer avoir vu quantité de fois, ſur-tout à la ferme de Greſnelle, près les Invalides.) A l'égard de la longueur du mammelon, on en peut dire autant, & par les mêmes raiſons; puiſque le plus petit pis de vache, & même de chévre, eſt toujours du double au moins plus gros & plus long que le plus volumineux mammelon de femme. Pour ce qui eſt de la figure cylindrique, ou de celle qui eſt pyriforme, c'eſt pour que la priſe en ſoit plus sûre. Ceci n'a pas beſoin de démonſtration.

§. II. L'expérience nous a convaincus que, ſi le mammelon eſt dur, au lieu d'être ſouple, la bouche de l'enfant ne pourra pas le comprimer ſuffiſamment, pour en faire ſortir le lait aiſément; & que, ſi au lieu d'être gros & long, cylindrique ou pyriforme, il eſt court ou menu, ou pointu par ſon bout ſaillant, il ſera impoſſible à l'enfant de le ſaiſir facilement, ou de le tenir saisi; il lui échappera donc dans tous ces cas, & ils sont nombreux.

On sent qu'un seul de ces défauts peut devenir suffisant, pour présenter des difficultés à l'alaitement : à plus forte raison, si plusieurs se trouvent réunis ensemble, & encore pire s'ils le sont tous, comme il n'y en a que trop d'exemples; & cela suffit pour démontrer la nécessité de travailler de bonne heure à prendre les précautions propres à remédier à ces inconvéniens, surtout la premiere fois qu'une mere se propose de nourrir.

§. III. Mais pourquoi, dira-t-on peut-être, les femmes doivent-elles prendre des précautions pour former leurs mammelons, sur-tout pour le premier alaitement, tandis que l'on voit journellement que les femelles de tous les animaux quadrupédes n'en ont jamais besoin, pas même celles des singes qui, comme nous, marchent souvent debout? En voici, suivant nous, la raison essentielle : ces femelles n'ont rien sur elles qui presse le bout des mammelons, de leur pointe vers leur base, comme cela arrive de toute nécessité, plus ou moins à toutes les femmes qui sont vêtues (*a*); ce qui rend aussi raison pour-

(*a*) Ce sont ces raisons que nous avions laissé sous-entendues dans notre *Essai*, page 287,

quoi les femmes ſauvages & la plus part des négreſſes, n'ont pas beſoin de ces précautions, ſur-tout dans leur pays natal, étant pour ce cas-là comme tous les animaux qui vont tout nuds.

Mais, nous dira-t-on peut-être encore, qu'il y a parmi nous des femmes qui cependant ne prennent aucunes des précautions que nous annonçons ici; & qui néanmoins alaitent auſſi aiſément leurs enfans, que les animaux alaitent leurs petits? Nous ne nions point le fait, mais on ſera obligé de nous accorder que ce fait eſt rare; & cela nous ſuffit, pour qu'on ſoit forcé de convenir que ſon oppoſé eſt commun; &, par conſéquent, qu'en général, les femmes qui, par uſage, ſont vêtues la moitié de leur vie, & qui, pendant tout ce temps, ont toujours la poitrine plus ou moins comprimée, ont ordinairement beſoin de prendre des précautions pour faciliter l'alaitement, ſur-tout pour la premiere fois qu'elles font cette entrepriſe.

Puiſque nous venons de convenir qu'il y a parmi nous des femmes qui peuvent quelquefois alaiter aiſément leurs enfans, ſans avoir beſoin d'aucunes préparations; il eſt utile ſans doute de ſavoir qui ſont

lig. 7 & ſuiv. Raiſons ſi aiſées à ſaiſir, que nous ne crûmes pas néceſſaire alors d'en parler.

celles qui peuvent ſans inconvénient, s'affranchir de ces ſujétions. Dans ce nombre ſont ordinairement 1° les femmes qui ont déja alaité des enfans, & à qui il n'eſt rien arrivé au ſein, qui puiſſe faire craindre d'avoir perdu cette facilité. 2° Celles en qui, quoiqu'elles n'aient jamais alaité d'enfans, le lait a coulé abondamment dans les premiers jours des ſuites de la derniere couche; & 3° celles en qui le lait coule aiſément ſur la fin de la groſſeſſe, quoique ce ſoit la premiere.

Voilà trois cas qui doivent faire eſpérer, que la femme pourra alaiter ſon enfant, ſans ſe ſervir de préparation; cependant il reſtera encore à ſçavoir, pour les deux derniers cas, ſi la forme & la conſiſtance des mammelons permettront à l'enfant de les ſaiſir aiſément. En effet, il ne ſuffit pas que le lait coule facilement de ces mammelons, il faut encore que l'enfant puiſſe non-ſeulement les ſaiſir ſans peine, mais auſſi qu'ils ne puiſſent pas lui échapper aiſément; ſans quoi il arriveroit indubitablement que, malgré toutes ces belles apparences, il ſe préſenteroit des difficultés à faire l'alaitement.

Il convient donc quelquefois de prendre des précautions, dans les cas même qui s'annoncent favorablement à quelques égards; à plus forte raiſon lorſque les femmes ſont dans les cas opposés. Supposons donc pour celle-ci, que la femme est à sa premiere grossesse; ou, qu'ayant déja eu des enfans, sans en avoir nourri, elle desire nourrir celui qu'elle porte : que doit-elle faire pour réussir dans son projet ? Notre sentiment est, qu'elle doit travailler de bonne heure à donner une bonne forme au bout de ses seins, & faciliter le lait à en sortir aisément.

§. IV. Mais, pour décider le temps où il convient de commencer à prendre ces précautions, il ne faut point perdre de vue que nous venons d'exposer qu'il y a des femmes qui, quoiqu'elles perdent du lait par les mammelons, dans les derniers tems de leur grossesse, peuvent être dans le cas d'avoir besoin de former les bouts de leur sein, de même que celles qui n'en perdent point.

Or, pour celles-ci, il convient de s'y prendre, lorsqu'elles sont censées être entrées dans le neuvieme mois de leur grossesse, & pas plutôt; au lieu que pour les autres, il est plus à-propos de ne commencer ces précautions, qu'immédiatement après l'accouchement; en voici les raisons. Si, avant que d'accoucher, la femme ne perd point de lait par ses mammelons, elle fera bien de prendre des précautions pour faciliter la sortie du lait, quoique ses bouts soient bien conformés ; mais elle feroit mal, si elle commençoit cette entreprise trop tôt, parce qu'il est prouvé que c'est quelquefois aux dépens des forces de l'enfant, que la mere perd du lait par ses mammelons, pendant la grossesse; sur-tout si cet écoulement commence avant le dernier mois, & qu'il soit considérable.

La pratique journaliere confirme, de tems en tems, cette observation; à plus forte raison, ne doit-on pas conseiller à la femme grosse, qui perd beaucoup de lait par ses mammelons, de prendre des précautions pour donner une bonne forme à ses bouts, avant que d'accoucher, quoique ces bouts en aient besoin ; d'autant plus que les mêmes moyens, dont on feroit obligé de se servir pour façonner les mammelons, augmenteroient de toute nécessité la perte du lait, & par conséquent pourroient nuire à l'accroissement de l'enfant. La prudence exige donc, dans ce cas, d'attendre que la femme soit accouchée, pour travailler, par le moyen de la suction, à la bonne conformation de ses mammelons (*a*).

(*a*) Néanmoins, ces femmes feront très-bien de faire usage, dès les derniers temps de la grossesse, des petits étuis à mammelons, dont il sera parlé ci-après; parce qu'ils favorisent l'allongement des mammelons, sans forcer le lait à

§. V. Pour mieux fixer le temps auquel il convient de commencer à préparer les mammelons, il eſt néceſſaire d'obſerver que les femmes ſont ſouvent incertaines du tems où elles ont conçu, qu'il leur eſt alors très-ſouvent difficile de ſçavoir quand commence le neuvième mois de leur groſſeſſe; d'ailleurs la plupart d'entr'elles ont une façon de ſupputer ces mois, ſi peu exempte d'erreur, qu'il y en a beaucoup qui accouchent plutôt ou plus tard qu'elles ne croioient, & dont le mécompte ſe trouve quelquefois conſidérable.

L'expérience nous a apris que le terme le plus ordinaire de la groſſeſſe des femmes, eſt de neuf mois complets de trente jours chacun; cependant rien n'eſt ſi commun que d'entendre dire aux femmes groſſes, que lorſqu'elles ſont entrées dans le neuvieme mois, elles ne comptent plus, & qu'elles peuvent accoucher d'un jour à l'autre. Cette incertitude nous fait prendre ordinairement le parti de partager le différend par la moitié, afin de s'éloigner des extrêmes. Nous comptons donc qu'une femme, qui a eu ſes régles, par exemple, le premier de tel ou tel mois, pourra accoucher vers la moitié de celui qui y ré-

ſortir, plus qu'il ne feroit, ſi on ne ſe ſervoit point de ces petits étuis.

pondra pour compter les neuf mois de la grossesse ; ensorte que, quand le tems de la neuvieme révolution, de trente jours chacune, sera arrivée, sans avoir eu ses régles, la femme sera sensée à huit mois & demi seulement, & non à neuf mois complets ; comme presque toutes le prétendent.

Il résulte de ces remarques, que la femme grosse peut commencer ses préparations huit ou quinze jours avant le tems de sa neuvieme révolution, en comptant trente jours pour chacune d'elles ; sans s'arrêter, sur ce sujet, aux variétés individuelles, parce que nous avons constamment observé que, hors la grossesse, les femmes, qui ont habituellement leurs régles treize ou quatorze fois par an, comme celles qui ne les ont que dix ou douze fois chaque année, n'en accouchent pas plutôt ni plus tard. Quand rien ne trouble l'ordre naturel des grossesses, ces variétés n'y influent en rien.

§. VI. Mais venons aux moyens propres à façonner comme il faut les mammelons, lorsque cela est indispensable, ou seulement nécessaire ; le cas le plus commun de tous, étant celui qui mérite le plus d'attention, sera celui qui nous servira d'exemple. Ce cas est celui où ils ne saillent point ; ou si peu, qu'à peine débordent-ils la ſuperficie des mammelles, où ils ont été comme refoulés, & écraſés par la preſſion des vêtemens. Il arrive quelquefois en effet qu'ils prennent la forme de ces groſſes verrues, qu'on appelle vulgairement *poireaux;* & qu'ils deviennent preſqu'auſſi durs que de la corne, ſur-tout à leur extrémité extérieure, lieu où il s'amaſſe ſouvent de la craſſe, qu'il faut avoir ſoin d'ôter avec beaucoup de précaution; d'abord le ſoir avant que de ſe coucher, en enduiſant ces extrémités du mammelon avec une pommade compoſée de parties égales de cire vierge, d'huile d'amandes douces, tirée ſans feu, & de blanc de baleine qui n'ait aucune tache ni teinte de jaune.

Le lendemain, on ôte cet enduit en le frottant légérement avec une petite éponge fine, imbibée d'une forte eau de ſavon, ce qu'on répéte pluſieurs jours de ſuite, ou juſqu'à ce que ces petits organes ſoient devenus ſouples & bien décraſſés; cela fait, on procède à les former, c'eſt-à-dire à les rendre ſuffiſamment gros & longs; &, en même temps, aider à déboucher leurs canaux laiteux: on y parvient ordinairement par le moyen de la ſuction; celle de la bouche, appliquée immédiatement aux mammelons, eſt la meilleure de toutes cellesquel l'on peut employer en pareilles circonstances (*a*); mais à son défaut, on se sert de machines de verre, nommées *suçoirs*, faites pour cette fin (*b*). Les gens de la campagne se servent de pipes à fumer, ou d'une machine de fer-blanc, qui en a la forme (*c*).

(*a*) Il y a des pays, comme, par exemple, en Allemagne, où presque toutes les merés alaitent leurs enfans; il y a des femmes que l'on loue pour cette fin. Il faut qu'elles soient bien saines à tous égards, on en sent la raison; d'ailleurs, on leur fait rinser la bouche chaque fois, soit avec du vin miellé, soit avec de l'oxycrat, que l'on sçait être un mêlange d'eau & de vinaigre ordinaire en petite quantité.

(*b*) Ce sont, ici, les fayanciers qui vendent ces suçoirs. En les faisant, les verriers en ferment hermétiquement le bout. Il faut faire ouvrir ce bout par le fayancier, ou l'ouvrir soi-même. Pour en venir aisément à bout, on cerne avec une pierre à fusil, le tuyau, puis on chauffe la trace qu'on a faite avec un charbon bien allumé, & on plonge subitement le verre ainsi échauffé dans de l'eau; il se fait un petit éclat, & le tuyau se casse à l'endroit qu'on a cerné. Mais comme les bords restent tranchans, il faut avoir soin de les arrondir avec une lime douce, de peur que celui qui suce, ne se blesse la bouche.

(*c*) La pipe de fer-blanc, ne vaut pas celle qui est de terre cuite, parce que celle-là, a inévitablement son bout, & le tour de son calice, presque tranchans; au lieu qu'on peut adoucir les rebords du bout de celle-ci, avec une lime douce.

On emploie auſſi de petites bouteilles de verre, à large goulot, qu'on échauffe ſuffiſamment pour raréfier l'air qui eſt dedans, faiſant enſorte que le goulot ſoit la partie la moins chaude de toute la bouteille (*a*); cette eſpèce de ventouſe dans laquelle on fait entrer le mammelon, agit à la maniere de la machine pneumatique; en effet, on voit le mammelon groſſir en s'allongeant dans le goulot de la bouteille; & il en ſort plus ou moins de féroſité laiteuſe.

On répéte cette petite opération pluſieurs fois par jour, ſur-tout ſur les derniers

(*a*) Quand on veut ſe ſervir de ce moyen, on préſente le cul de la bouteille au feu, & on en éloigne le goulot. Il faut choiſir ces bouteilles, d'un volume médiocre; c'eſt-à-dire, d'une capacité qui puiſſe admettre huit onces ou environ de liqueur : il eſt néceſſaire que l'ouverture extérieure du goulot, qui doit avoir un demi pouce au moins de diametre, ne ſoit pas plus étroite que l'intérieur de ce goulot; ſans quoi, il pourroit arriver qu'on ne pût retirer la bouteille, ſans tirailler le mammelon, ou caſſer cette bouteille; ce que je ſais être arrivé plus d'une fois. Une fiolle à médecine, eſt bonne pour faire ces tentatives; mais, comme ces fiolles ſont très-minces, elles ſeroient ſujettes à ſe réfroidir promptement, ſi on n'avoit pas le ſoin de les entourrer de linges chauds, évitant ſoigneuſement de ne point couvrir le goulot de la fiolle, pour laiſſer la ſatisfaction de voir ce qui ſe paſſe au mammelon.

niers tems ; on baſſine enſuite les mammelons avec du vin tiéde, & ſucré ou miellé, pour donner de la ſolidité à leur peau, qui eſt très-ſujette à s'écorcher. Enfin pour éviter que les bouts ne ſe raccorniſſent, par la preſſion des corps qui les couvrent, on les met dans des étuis faits exprès, qui reſſemblent aſſez bien à de très-petits chapeaux détrouſſés, dont ce qui repréſente la forme doit avoir huit à neuf lignes de hauteur, ſur autant de largeur dans ſon vuide.

La matiere de ces étuis eſt ordinairement de cire vierge : il y en a de plomb ou d'étain, d'yvoire ou de buis ; les étuis de cire ſont ſujets à perdre leur forme, & à ſe briſer ; ceux de métal ne valent rien, étant trop peſans : les étuis d'yvoire ſont très-fragiles s'ils ſont minces ; &, lorſqu'ils ſont épais, ils ont le même défaut que ceux de métal ; nous leur préférons ceux qui ſont faits de tige de buis, comme n'ayant preſqu'aucun des défauts de tous le précédens, ſur-tout ſi on les fait faire d'une demi ligne, ou à-peu-près d'épaiſſeur.

Mais n'importe quelle matiere l'on choiſiſſe, ces étuis doivent tous être ouverts par le bout, pour laiſſer échapper aiſément le lait qui peut couler. D'ailleurs, la partie de ces étuis qui appuie ſur le ſein, ne doit point être plate ; il faut qu'elle ſoit un peu concave, pour se mieux accommoder à la figure du sein, ce qui ne contribue pas peu à faire saillir le mammelon en-dehors. Il est aussi utile que le bord qui appuie sur l'aréole, ne soit point assez mince pour être comme tranchant, ni assez épais pour former une espece de bourlet, parce que l'un ou l'autre de ces défauts pourroit devenir nuisible, soit en entamant le sein, soit en le meurtrissant. Il faut aussi avoir la précaution de laver souvent ces étuis, pour qu'ils soient toujours propres, de crainte que leur saleté ne nuise à la peau. Il est encore utile d'enduire chaque fois le dedans de ces étuis, avec la pommade dont nous avons parlé plus haut, ou avec de bon beurre frais, pour éviter que les mammelons ne s'y attachent.

Si donc on fait constamment usage des divers moyens que nous avons proposés, & cela, pendant quinze jours ou environ, avant que d'accoucher, on sera bien fondé à espérer, non-seulement de former comme il faut les bouts les plus courts, mais aussi de parvenir à déboucher en même tems la plus grande partie des pertuis laiteux des mammelons; & par conséquent de faciliter l'alaitement, dans les cas les plus difficiles, & à plus forte raison si les circonstances ne se trouvent pas aussi défavorables que celles que nous venons d'exposer; car c'est d'après nos propres observations que nous écrivons, & non d'après la ſpéculation pure & ſimple.

§. VII. Suppoſons préſentement que la femme vient d'accoucher, & qu'elle eſt en état de commencer l'alaitement, ſoit qu'on ait aidé la nature à exécuter aiſément cette fonction, ſoit que cela n'ait pas été néceſſaire. Le tems le plus convenable pour faire cette entrepriſe, eſt, dans les cas les plus ordinaires, deux heures, ou environ, après que la femme a été délivrée; c'eſt-à-dire, après qu'elle a été remiſe dans ſon grand lit, & qu'elle a pris un bouillon, ou quelqu'autre choſe d'équivalant.

Si l'enfant tette bien dès la première fois, il y aura lieu d'eſpérer que l'entrepriſe réuſſira, ſur-tout s'il tette également bien des deux ſeins : pour-lors, tout le reſte deviendra aiſé. La mere pourra manger modérément des alimens de facile digeſtion, les deux premiers jours; elle fera bien de s'obſerver un peu plus le trois ou le quatre, & quelquefois ces deux jours-là, parce que, pour-lors, le ſein eſt ſujet à durcir & à devenir douloureux, de même que les mammelons qui ſe raccourciſſent.

D'ailleurs, il y a alors ordinairement de la ſueur, qu'il faut prendre garde de ne pas laiſſer refroidir, principalement ſur le ſein : pour éviter cet inconvénient, il ne faut découvrir de la poitrine que le moins qu'il est possible, & seulement lorsqu'il est nécessaire de donner à tetter à l'enfant. Il n'est pas moins important de s'opposer aussi au refroidissement des extrémités supérieures, quand elles sont en sueur ; car, lorsque cela arrive, il est fort rare qu'il ne se fasse point quelqu'engorgement au sein. L'accouchée prévient cet accident, si elle ne met point ses bras dans le lit, pourvu qu'ils soient bien couverts jusqu'au poignet, & qu'elle fasse usage de gants de fil, faits pour homme : moyennant ces gants, l'air ne frappant point les mains, elles resteront dans une douce chaleur. Nous préférons les gants de fil à ceux de coton ou de peau, le coton étant sujet à donner des demangeaisons, & la peau à acquérir de la mauvaise odeur; à l'égard du choix des gants d'homme, de préférence à ceux de femme, c'est parce que, ceux-là étant ordinairement beaucoup plus courts que ceux-ci, on les ôte & on les remet sans avoir besoin, à chaque fois, de donner de l'air au-delà des poignets. Ces gants peuvent avoir le bout des doigts ouvert, sur-tout les pouces & les indicateurs, pour les femmes qui prennent du tabac; mais elles doivent bien prendre garde qu'il n'y en reste, de crainte d'en mettre aux mammelons, ce qui empêcheroit l'enfant de tetter; & de n'en pas prendre lorſqu'il tette, de crainte qu'il n'en tombe dans ſes yeux.

Dans les cas les plus ordinaires, paſſé le cinquième ou le ſixième jour de l'accouchement, l'alaitement ſe trouve aſſez paſſablement bien établi, pour que la femme puiſſe changer complettement de linge, & même ſe lever, pourvu qu'elle ſe tienne chaudement ſans rien outrer, ayant égard au tems, au lieu, à la ſaiſon & aux habitudes; car toutes ces choſes influent toujours plus ou moins dans ces cas. D'ailleurs elle fera bien d'augmenter peu-à-peu la quantité de ſes alimens, afin de ſe fortifier & d'avoir ſuffiſamment de lait. Il faudra auſſi, en cas de conſtipation, qu'elle ſe tienne le ventre libre, en prenant des lavemens ſimples, ſans abuſer de ce moyen, de crainte qu'il ne détourne le lait.

A l'égard de la boiſſon, elle doit être des plus ſimples & des plus ordinaires, comme, par exemple, de bonne eau & de bon vin vieux, de la biere vineuſe, mais coupée, qui ne ſoit ni trop nouvelle ni trop vieille; celle qui eſt nouvellement faite, étant très-ſujette à peſer à l'eſtomac, & même quelquefois à attaquer les voies urinaires; & la vieille biere à être aigre. Si on eſt dans l'été, on prendra ces boiſſons à la chaleur de la ſaiſon; &, lorſqu'il fera froid, un peu tièdes. Il faut d'ailleurs que la femme qui nourrit, évite, autant qu'elle le pourra, de faire uſage des boiſſons dont l'acide eſt développé, comme celles des fruits rouges, de la limonade, de l'orangeade, &c. Elle doit auſſi ſe priver des crudités de toute eſpece, toutes ces choſes étant ordinairement nuiſibles aux enfans qui ſont à la mammelle; parceque, dans ce premier âge, ils abondent en acides : celui qui eſt toujours contenu dans le lait qu'ils prennent journellement, ſe développe plus ou moins chez eux, en ſorte qu'ils en ont toujours trop : il convient donc de leur en tranſmettre le moins que l'on peut.

Paſſé les huit premiers jours de la couche, les femmes qui nourriſſent & qui ſe portent bien à tous égards, ont ordinairement peu d'écoulemens utérins; & ces écoulemens ceſſent auſſi plus promptement qu'à celles qui ne nourriſſent pas, parce que, dès le troiſieme ou le quatrieme jour après l'accouchement, le ſang, qui ſe porte ordinairement alors en abondance du côté des mammelles, pour la formation du lait, ne diſcontinuant point de s'y porter abondàmment, ce ſuperflu abandonne la route de la matrice. Ainſi, loin de s'alarmer de cette différence, ce qui arrive quelquefois aux perſonnes ſans expérience, on doit en être ſatisfait, puiſque c'eſt un effet naturel très-avantageux pour la mere & pour l'enfant : celui-ci trouvant alors, & par cette raiſon, une quantité ſuffiſante de lait pour ſa nourriture, tandis que la mere ſe trouve en même tems, non-ſeulement délivrée promptement des tranchées utérines, ſi elle en avoit, mais à l'abri du ſentiment de peſanteur que ces tranchées occaſionnent, avec une eſpece de teneſme, qui les force quelquefois à pouſſer involontairement, comme pendant le travail de l'accouchement : cela eſt ſi vrai, que les femmes du peuple, qui nourriſſent, ne ſont pas, toutes choſes d'ailleurs égales, ſi ſujettes aux deſcentes de matrice (*a*), que celles qui ne nourriſſent pas, quoique les unes & les autres vaquent à leurs affaires peu de jours après leurs accouchemens. Il réſulte de ces remarques de pratique, que nous pouvons permettre, ſans inconvénient, aux meres qui nourriſſent leurs enfans, de ſe lever le cinquieme ou le ſixieme jour de leur couche, ſi rien d'ailleurs ne s'y oppoſe.

On ne doit point purger l'enfant nouveau-né que la mere alaite, excepté qu'il ne ſoit trop long-tems à ſe vuider, comme, par exemple, vingt-quatre heures, ce qui

(*a*) Voyez ce que nous avons conſeillé, (dans le cinquieme Cahier du Supplément de l'an 1770, Tome 34 de ce Journal,) pour remédier aux diverſes deſcentes de matrice, &c.

eſt fort rare, parce que le premier lait de la mere fait ordinairement l'office de purgatif. Si, au contraire, l'enfant étoit conſtipé, il faudroit lui faire prendre de petites doſes de ſirop de chicorée, compoſé de rhubarbe, ou de pomme auſſi compoſé, ſoit pur, ſoit mêlé avec parties égales d'eau un peu tiède; ou bien faire uſage de petits ſuppoſitoires, (les meilleurs ſont de ſavon commun coupé en forme de cheville, puis enduit de beurre,) qu'on introduit dans le fondement, & que l'on y ſoutient, ſoit avec le bout des doigts ſeulement, ſoit avec un petit tampon de linge mollet, juſqu'à ce que l'on s'apperçoive que l'enfant faſſe effort pour ſe vuider, ce qui ordinairement ne tarde guères à arriver.

Il eſt auſſi utile d'aider les enfans nouveaux-nés à rendre les matières glaireuſes qui ſe ſont accumulées dans leurs poumons pendant les derniers mois de leur accroiſſement. Du bon beurre frais, mêlé à parties égales avec du ſucre en poudre très-fine, & dont on fait des boulettes, que l'on met de tems en tems dans la bouche de l'enfant, rempliſſent très-bien cette intention.

Tout le monde ſçait qu'il faut coucher l'enfant nouveau-né ſur l'un ou l'autre de ſes côtés, pour faciliter la ſortie de ces glaires mousseuses, qu'il est quelquefois nécessaire d'aider à sortir de la bouche, en les tirant avec les doigts, ou avec du linge; & même, quand il s'en présente de gros flocons au fond de la gorge, (ce qu'on reconnoît, parce qu'alors ces enfans deviennent violets) on leur met la face en-dessous, sans qu'elle appuie sur rien : on sçait que c'est pour ces raisons, en plus grande partie, qu'on veille soigneusement les enfans nouveaux-nés, les premieres vingt-quatre heures; mais tout le monde ne sçait pas également, dans ces cas où il semble que l'enfant va étouffer, que, si on lui porte le bout du doigt indice jusqu'au fond de la bouche, & qu'étant là, en le rendant crochu par le bout, & en le retirant à soi, on facilite la sortie de ces pelotons de phlegmes, souvent mêlés de lait caillé; & qu'on en délivre bien plus promptement & bien plus sûrement l'enfant, que si on s'y prenoit de toute autre maniere.

D'ailleurs il est bon d'observer que ce petit accident arrive plus souvent aux enfans que les meres nourrissent, qu'aux autres; parce que, pour ceux-ci, on retarde ordinairement vingt-quatre heures à leur donner à tetter; & que, pendant ce tems, les matieres muqueuses sortent sans être mêlées avec du lait, ce qui fait qu'elles en sortent plus aisément.

Quant à tous les autres petits ſoins néċeſſaires pour élever les enfans à la mammelle, &c. nous renvoyons ce que nous avons à en dire, à l'article où nous nous ſommes propoſés de traiter des moyens de remédier aux obſtacles qui ſe préſentent du côté de l'enfant, étant naturel de revenir actuellement à ceux qui dépendent des meres.

§. VIII. Suppoſons donc que l'accouchée ait négligé de prendre les précautions dont nous recommandons de faire uſage ſur la fin de la groſſeſſe, & qu'elle ſe trouve dans le cas où ces précautions auroient été néceſſaires, que fera-t-on ? L'expérience nous a appris que, ſi le lait a un peu ſuinté par les mammelons, & que ces mammelons ne ſoient point applatis, on peut commencer par préſenter l'enfant au ſein de la mere, peu de tems après l'accouchement, (comme nous l'avons conſeillé au commencement du paragraphe précédent,) & examiner attentivement ſi l'enfant tette, ayant la précaution d'éviter que ſon nez ne ſe trouve point bouché en appuyant ſur le ſein; car, s'il y appuyoit aſſez pour que les deux narines s'en trouvaſſent entiérement bouchées, la ſuction deviendroit abſolument impoſſible.

Si l'enfant tette réellement, ſans faire de douleur à la mere, l'alaitement réuſſira, ſans avoir beſoin d'aucune préparation ; mais, ſi l'enfant fait du mal au ſein en tiraillant le mammelon, il faudra pour-lors diſcontinuer cet eſſai, & ſe ſervir de la ſuction, en ſuivant quelques-unes des manieres décrites au paragraphe que nous venons de citer ; &, lorſque les bouts ſeront devenus plus longs, & qu'il en ſera ſorti aiſément de la ſéroſité laiteuſe, ſans faire de douleur, ou au moins que très-peu, on préſentera de nouveau l'enfant au ſein, pour voir s'il tettera avec moins de difficulté que la premiere fois. On réitérera ceci alternativement des deux côtés, ayant la précaution de laiſſer un peu repoſer la mere, après chaque fois, & de mettre ſes mammelons dans les étuis décrits ci-deſſus, §. VI.

Si l'enfant s'endort au ſein, on l'y laiſſera, en ſuppoſant néanmoins que la mere en veuille bien ſouffrir la gêne, ſi non, on le retirera pour le mettre dans ſon petit berceau ; &, lorſqu'il ſe réveillera de lui-même, on lui donnera à tetter, ſoit ſans y préparer les bouts, ſoit en les préparant promptement, ce à quoi on ſera déterminé par le plus ou le moins de douleur que la mere ſentira pendant la ſuction de l'enfant, & le plus ou le moins de facilité qu'il aura à tetter.

Si, dès la premiere fois qu'on le préſentera au ſein, il ne pouvoit point tetter, & qu'il fit beaucoup de douleur dans cette tentative, ſur-tout des deux côtés, il faudroit alors différer l'alaitement, juſqu'à ce que, par le moyen de la ſuction, ſoit étrangere, ſoit par un des moyens propoſés (au §. VI,) on ſoit parvenu à former ſuffiſamment bien les mammelons, & à déboucher leurs canaux laiteux : ſi-tôt donc qu'on croira y être parvenu, & que l'enfant ſe ſera éveillé de lui-même, on le préſentera au ſein, pour réitérer la tentative de l'alaitement naturel. Si enfin ces préparations duroient plus de vingt-quatre heures, & que l'enfant n'eut pas encore commencé à ſe vuider, il conviendroit de ne pas tarder davantage à le purger d'une des manieres décrites (au §. VII,) de crainte qu'un plus long retard ne lui devienne nuiſible (*a*).

Nous venons de dire, qu'en faiſant ces tentatives, il eſt néceſſaire d'examiner ſoigneuſement ſi l'enfant tette bien réellement (*b*), ce qui eſt d'une grande conſéquence ; car, faute d'une attention ſuffiſante ſur ce ſujet, il pourroit arriver, comme nous ne l'avons vu que trop ſou-

(*a*) Nous ſuppoſons ici qu'on s'eſt aſſuré que l'*anus* eſt perforé.

(*b*) Nous ſuppoſons encore ici que l'enfant n'a point le filet.

vent, qu'on croie que l'enfant tette bien, tandis que quelquefois ce n'eſt qu'en apparence qu'il le fait. Mais, afin d'éviter cette erreur, il eſt bon d'obſerver que, pour que l'enfant nouveau né, qui ſe porte bien, & dont la bouche eſt bien conformée, puiſſe tirer avec facilité le lait des mammelles, il faut que le mammelon ait toutes les conditions requiſes, (expoſées dans le §. I,) afin d'être ſaiſi aiſément, & de pouvoir ſe laiſſer loger de même entre le palais de l'enfant, & ſa langue creuſée ou pliée en gouttiere, pour qu'il puiſſe pomper le lait.

On voit, dans cette opération, les joues alternativement ſe gonfler au-dehors, & ſe retirer au-dedans, en ſe creuſant dans le milieu : lorſqu'elles ſe creuſent, l'enfant pompe le lait ; & lorſqu'elles ſe gonflent, il l'avale, ce que l'on reconnoît non-ſeulement au mouvement de la mâchoire inférieure qui ſe rapproche alors de la ſupérieure, mais encore à celui de ſa gorge qui s'enfle en recevant le lait qui vient d'y arriver, & qui ſe reſſerre pour le pouſſer du haut en bas dans l'eſtomac, étant bien certain que la fluidité, ni le propre poids des liqueurs ne ſont point ſuffiſans pour les y faire parvenir, & qu'il faut qu'ils y ſoient pouſſés par la contraction des muſcles qui ſont faire la déglutition.

Ceci une fois bien connu, on eſt en état de ſçavoir ſi l'enfant, qui vient de naître, tette réellement, ou s'il ne tette qu'en apparence, c'eſt-à-dire, s'il avale du lait, ou s'il n'en avale point; mais il faut bien prendre garde de ne pas s'en laiſſer impoſer par le ſeul mouvement des joues & du menton, parce qu'il ne ſuffit point que les joues ſe creuſent plus ou moins pour pomper, & ſe gonflent de même pour avaler, ni que le menton ſe releve dans ce dernier moment; car tout enfant qui tette à vuide, qu'on me paſſe le terme, fait ces mouvemens à chaque coup de pompe qu'il exécute; mais il n'avalera point de lait qu'il n'en ait à avaler.

Si donc l'enfant ne tire pas ſuffiſamment de lait pour ſe remplir la bouche, il n'avalera chaque fois que très-peu de ſéroſité âcre, & ſouvent ſanguinolente, mêlée avec ſa ſalive & beaucoup d'air; d'où il ne peut réſulter que quantité de maux, ſoit pour la mère, ſoit pour l'enfant.

Ce que nous venons d'avancer ſur la ſéroſité ſanguinolente, eſt ſi vrai, que ſi on fait attention à ce qui ſe paſſe les premieres fois qu'on applique le ſuçoir aux mammelons dont les canaux ne ſont pas encore débouchés, on verra ſortir des petits flocons de glaires, plus ou moins ſanguinolens, quoique la peau du mammelon ne ſoit point entamée. Or, ſi c'eſt l'enfant qui, par ſa ſuction, détermine ces flocons à ſortir, il les avale avec le ſang dont ils ſe trouvent mêlés, & en même tems beaucoup d'air, lequel leur donne la colique venteuſe qui les fait beaucoup ſouffrir, & dont ils ne ſont ſoulagés qu'après avoir rendu des vents, ſoit par en-haut, ſoit par en-bas, & quelquefois par ces deux voies en même temps.

A l'égard des glaires ſanguinolentes que nous avons dit que les enfans avalent dans le cas que nous venons d'expoſer, (qui eſt celui du prétendu caſſement des cordes dont parle le vulgaire,) nous pouvons aſſurer d'en avoir vu vomir, au grand étonnement des peres & meres qui croyoient leurs enfans perdus, mais que nous avons raſſurés, en les convainquant que ce ſang ne venoit que des mammelons, & non d'ailleurs. Nous avons auſſi dit que, lorſque l'enfant ne tettoit qu'en apparence, il avaloit de ſa ſalive, & nous ne croyons point que perſonne en doute; mais, comme nous avons ajoûté qu'il avaloit auſſi de la ſéroſité âcre, on pourroit peut-être croire que nous hazardons ceci ſans preuve; en tout cas, s'il y avoit des incrédules ſur ce fait, ils pourront s'en aſſurer par eux-mêmes, comme nous l'avons fait.

Nous pouvons encore ajoûter à ces remarques importantes par leur objet, que, quand les enfans nouveaux-nés ne tettent qu'en apparence, & non en effet, au lieu de s'endormir tranquillement ſur le ſein de leur mere, ils s'y fatiguent ſouvent au point de devenir tout en ſueur, quittant à tout moment le tetton pour crier, & finiſſant quelquefois par tomber dans l'accablement, comme s'ils étoient dans un ſommeil létargique; mais, avant d'en venir là, il leur arrive ſouvent que, faute de pouvoir ſaiſir convenablement le mammelon, ils le ſerrent très-fort entre les mâchoires, ce qui fait alors de violentes douleurs à la mere : pour les faire finir promptement, il ſuffit d'appuyer ſuffiſamment le nez de l'enfant contre le ſein, pour lui boucher entiérement l'extérieur des narines, ce qui eſt très-aiſé à faire, & ſans inconvéniens; pour-lors il faut que, pour reſpirer, l'enfant ouvre la bouche, ce qu'il ne peut faire ſans lâcher le mammelon, & cela ſuffit.

Concluons que, ſi, après avoir fait uſage de toutes les précautions ci-deſſus décrites, les choſes en étoient venues à ce point, il faut, lorſque les deux premiers jours ſont écoulés, diſcontinuer de préſenter l'enfant au ſein de ſa mere, & lui ſubſtituer des chiens nouveaux-nés, leſquels réuſſiſſent ordinairement aſſez bien à faire peu-à-

peu

peu ce que l'enfant n'a pu faire tout de ſuite, & en fatiguant beaucoup moins l'accouchée : il eſt bon de rogner de près les ongles de ces animaux, &, indépendamment de cela, de leur entortiller les pattes de devant avec de petites bandes de linge, pour qu'avec le reſte de leurs griffes, ils ne bleſſent point le ſein ; parce que, tant qu'ils ſont au tetton, ils ne ceſſent de le comprimer comme s'ils pétriſſoient. Il eſt auſſi néceſſaire d'envelopper le derriere de ces petites bêtes avec ſuffiſamment de linge, car elles font très-ſouvent leurs ordures.

Quant au choix de ces chiens, il faut qu'ils ſoient non-ſeulement très-nouveaux nés, mais de groſſe eſpece. Ils doivent être fort jeunes, par la raiſon qu'à trois ſemaines ou environ, ils commencent à avoir des dents ; & qu'alors ces dents, qui ſont extrêmement pointues, ne manqueroient pas de bleſſer les mammelons.

Il eſt utile que ces chiens ſoient d'une groſſe eſpèce, afin qu'ils vuident plus aiſément & plus promptement le ſein, parce qu'alors, c'eſt-à-dire le troiſieme ou le quatrieme jour, il n'y a ſouvent que trop de lait, tandis qu'il n'en ſort que difficilement ; d'où il réſulte une tenſion plus ou moins douloureuſe, qui, en racourciſſant toujours plus ou moins les mammelons, & en les durciſſant, produit toute la difficulté de l'a-

C

laitement: difficulté qui fait que, quelquefois, le chien ne pouvant point tetter aisément, saisit le mammelon avec ses mâchoires, ce qui fait beaucoup de douleur: lorsque cela arrive, il faut que la femme lui introduise promptement un doigt au fond de la gorge, en le passant par un des côtés de la gueule, & sur le champ il lâche le mammelon.

Il est aussi nécessaire que ces petits chiens soient un peu affamés lorsqu'on les présente au sein, sur-tout pour la premiere fois, & qu'on ait mis du lait tiéde au mammelon, sans quoi ils sont sujets à refuser de se donner la peine qu'ils doivent prendre dans ces circonstances pour tetter: on en a vu à qui il a fallu dix, douze ou quinze heures, & même jusqu'à dix-huit, pour les y déterminer; ainsi il ne faut pas s'y prendre trop tard, afin d'accélérer la réussite.

D'un autre côté, il est bon d'observer que, pendant tout le tems qu'on sera obligé d'employer pour mettre les mammelons en train de fournir suffisamment & assez aisément du lait pour nourrir l'enfant, il faudra y suppléer avec de bon lait de vache ou de chévre, en les coupant plus ou moins, suivant leur consistance, avec une légere eau d'orge sucrée ou miellée: il est très-utile de faire prendre cette boisson par le moyen du biberon, à travers le goulot duquel on a fait passer un petit rouleau de linge fin & mollet, qui n'ait point d'éfiloques, & qui déborde d'un pouce ou environ, afin d'empêcher ce fluide (lequel doit être d'une douce chaleur,) de tomber tout-à-coup en trop grande quantité dans la bouche. On renouvelle souvent ce petit rouleau de linge, & on rince chaque fois le biberon : il n'est pas nécessaire de dire pourquoi, mais on ne doit point oublier d'attacher ce linge au bout du goulot que l'enfant suce ; par ce moyen, on l'entretient dans l'exercice de la suction : d'ailleurs la salive de l'enfant qui se mêle successivement & continuellement avec sa boisson alimentaire, en facilite la digestion.

§. IX. Après avoir exposé les difficultés que l'art peut souvent surmonter les premiers jours de l'alaitement, venons à celles de ces difficultés, qui résistent quelquefois pendant plusieurs semaines, & même plusieurs mois avant que de céder tout-à-fait.

Les femmes à qui nous avons vu que cela est arrivé, sont principalement celles qui, n'ayant presque point de mammelons, n'ont point travaillé à les former avant que d'être accouchées ; sur-tout si le lait n'avoit point du tout coulé. Celles-ci peuvent très-rarement réussir avant que le mouvement du lait soit passé, par conséquent vers le cinq ou sixieme jour de la couche; & encore la plûpart de ces femmes sont alors sujettes à avoir le lait grumelé dans le sein : il est vrai qu'on vient très-souvent à bout de le dégrumeler, par le moyen de l'application des cataplasmes de mie de pain & de lait, renouvellés toutes les cinq ou six heures; ou, au lieu de lait, qui est très-sujet à s'aigrir, avec la pulpe d'écorce de racine de guimauve, qui, ne s'aigrissant pas si aisément, peut rester dix à douze heures en place; ce qu'il faut continuer constamment, jusqu'à ce que tout soit rentré dans l'ordre naturel, ou à-peu-près : on seconde l'effet des cataplasmes par le régime, les boissons délayantes, les lavemens émolliens, & quelques juleps pour procurer du sommeil la nuit : ces juleps produisent souvent de très-bons effets.

Mais, comme chez la plûpart de ces infortunées, c'est tantôt un sein qui s'engorge, & tantôt l'autre successivement & alternativement, & quelquefois tous les deux ensemble, il en résulte que, pendant tout le temps que ces engorgemens durent, il arrive, de toute nécessité, que l'enfant ne tette que d'un côté, & d'autres fois point du tout; il faut donc absolument y suppléer.

Le choix d'une bonne nourrice de louage, pour remplir ces vues, en attendant que la mere ſoit devenue en état d'atteindre ce but, ſeroit ſans doute alors le parti le plus convenable à prendre, à bien des égards, & c'eſt ce que nous avons vu pratiquer pluſieurs fois avec un avantage non équivoque, quoiqu'avec beaucoup de répugnance; mais, lorſque cette répugnance devient invincible, & que les deux ſeins ne ſont pas affectés enſemble, ou à un point aſſez conſidérable pour rendre l'alaitement impoſſible, au moins pour un temps plus ou moins long, on pourra donner à l'enfant, indépendamment du lait coupé (dont nous venons de parler un peu plus haut,) de la panade très-légere, faite avec de ce lait coupé & du pain deſſéché au four, (à demi-chaud,) puis réduit en poudre très-fine, de préférence à de la bouillie, celle-ci étant un aliment des plus viſqueux; au lieu que celle-là l'eſt très-peu, & par conſéquent vaut beaucoup mieux : quoique, dans ce pays-ci, la bouillie ſoit infiniment plus d'uſage que la panade, nous n'avons pas la foibleſſe d'accorder à l'ancienneté de l'uſage, ce qui ne doit appartenir qu'à la raiſon éclairée d'une expérience bien réfléchie.

Le vulgaire donne le nom de *poil* à l'état du ſein engorgé, lorſqu'il eſt devenu très-douloureux; état qui dépend essentiellement de la coagulation du lait. Comme cette coagulation a pour cause principale le contact d'un air froid pendant la sueur, on doit prendre beaucoup de précautions pour l'éviter (*a*), sur-tout dans le tems où le sein se remplit promptement de lait; état qui, dans le cas de l'alaitement laborieux, se perpétue plus ou moins long-tems; ensorte qu'alors l'engorgement du sein est presqu'inévitable, sur-tout le lait ne coulant que très-peu par les mammelons, tandis qu'il s'en accumule continuellement du nouveau.

Les secours les plus convenables pour remédier à cet accident, lorqu'il est accompagné de fiévre, sont les saignées, soit du bras, soit du pied, placées & répétées suivant l'exigence du cas, & un régime sévere & délayant, le tout dirigé par un bon conseil. A l'égard des topiques, ils doivent d'abord être émolliens, tels que les cataplasmes de mie de pain & de lait, auxquels on ajoute, lorsque la détente commence, les jaunes d'œufs & la fleur de safran; ou bien l'application réitérée des farines résolutives cuites dans la décoction des plantes émollientes, ou enfin en ajoutant au cataplasme de mie de pain & de lait, de

(*a*) Voyez ce que nous avons conseillé sur ce sujet, au commencement du §. VII.

petites doſes de ſel fixe de tartre, depuis ſix juſqu'à dix ou douze grains par once de cataplaſme. Ce ſel, étant étendu dans beaucoup d'eau, eſt le meilleur de tous les fondans réſolutifs qu'il y ait dans la nature, pour liquéfier le lait grumelé dans le ſein, ce que nous pouvons affirmer d'après notre propre expérience.

Si, malgré les ſaignées, le régime & les cataplaſmes ſimplement émolliens, les mammelles ne ſe ramolliſſoient point, & qu'au contraire il s'y déclarât de la douleur avec pulſation, rougeur & élévation à la peau, il ne faudroit pas différer d'avoir recours aux ſuppuratifs émolliens, tels que l'onguent de la mere, qui, ſuivant nous, doit être préféré à tout autre, dans ce cas, ſoit qu'on l'emploie ſeul, ſoit qu'on le mêle avec les cataplaſmes ſuſdits.

Il arrive, en pareil cas, de trois choſes l'une; ou le tiſſu cellulaire de la mammelle eſt engorgé lui ſeul, ce qui eſt rare; ou bien l'engorgement n'occupe que les glandes, ce qui eſt aſſez commun; mais, le plus ſouvent, l'une & l'autre de ces parties ſont affectées enſemble & en même temps.

Dans le premier cas, la mammelle devient, pour l'ordinaire & uniformément, d'un volume très-conſidérable; en ſorte que le ſein ne change point de figure, à moins qu'il ne s'y forme différens foyers d'abſcès : encore arrive-t-il communément que les cloiſons, qui ſéparent ces foyers, ſe détruiſent, & qu'ils communiquent les uns dans les autres. Ces dépôts occaſionnent de très-vives douleurs pulſatives, avant que la tumeur s'ouvre naturellement, ou, au moins, que la fluctuation de l'abſcès devienne aſſez ſenſible au tact, pour être prête à ſe faire jour au-dehors.

Dans le ſecond cas, le ſein paroît comme boſſelé de diſtance en diſtance, & l'on reconnoît facilement au toucher que ces différentes tumeurs ne ſont pas intimément adhérentes entr'elles. D'ailleurs la peau de la mammelle eſt inégalement gonflée, elle eſt plus dure dans quelques endroits que dans d'autres; mais les douleurs pulſatives ſe font ſentir comme dans le cas précédent.

La ſuppuration ſe fait promptement, elle eſt même aſſez abondante dans le premier cas; mais le pus eſt inégal & varié, ſoit en couleur, ſoit en conſiſtance; néanmoins l'ulcere, qui ſuccéde à l'ouverture de la tumeur, ſe déterge aiſément, s'il ne ſe rencontre point de complication, ou s'il n'y a point eu d'application indiſcrette de médicament, & particulierement ſi le dépôt s'eſt ouvert de lui-même; d'ailleurs la cicatrice, qui ſe forme lors de la conſolidation de la peau, n'eſt pas plus difforme que ſi c'étoit celle d'un grain de petite vérole diſcrette.

Dans le ſecond cas, la ſuppuration eſt ſemblable en tout à la précédente; elle eſt très-lente à ſe faire, & elle ne ſe prépare pas, en même tems, dans toute l'étendue du ſein : elle commence dans un endroit, & s'annonce enſuite dans un autre ; enſorte que, pendant qu'un foyer d'abſcès ſe vuide, un autre endroit de la mammelle devient douloureux, & s'abſcède de ſuite. Cette alternative ſe répéte juſqu'à ce que toutes les glandes qui ont été affectées d'engorgement, & dans leſquelles la réſolution n'a pu ſe faire, aient ſuppuré les unes après les autres ; ce qui dure plus ou moins long-tems, ſuivant le nombre de ces foyers, la quantité de matiere qu'ils contiennent, la célérité ou la lenteur avec laquelle la ſuppuration ſe fait, &c. ce qui produit des variétés preſque à l'infini.

Il ſe forme auſſi différens foyers de matiere purulente de la même nature dans le troiſieme cas; mais, comme il y a pluſieurs glandes engorgées, qui ſe trouvent compriſes dans chacun de ces foyers, la mammelle ſe dégorge plus promptement que dans le ſecond cas, & plus lentement que dans le premier, parce qu'il tient exactement du caractere des deux précedens.

Il faut attendre, dans tous ces cas, que

la matiere se fasse jour d'elle-même, tant pour éviter que l'air extérieur ne pénétre trop dans le sein, que parce que le plus long séjour du pus accélere la destruction des cloisons qui partagent les différens foyers voisins : d'où il résulte qu'il se fait moins d'ouvertures à la peau.

Si, après que les suppurations sont finies, il reste des duretés dans le sein, quand bien même il y auroit encore des ouvertures à se cicatriser, il faudroit doucher chaudement la partie avec de bonne eau (*a*), sur chaque pinte de laquelle on auroit fait dissoudre depuis un gros jusqu'à deux de sel fixe de tartre, ayant soin d'entretenir, sur le sein malade, une compresse imbibée de cette liqueur chaude & recouverte d'un taffetas ciré : on commencera par la plus petite dose de ce sel, & on l'augmentera par degrés, jusqu'à ce que la peau du sein rougisse par-tout ; & alors il faut cesser d'augmenter, ou même en diminuer les doses. Quant à l'épiderme, il périt toujours en pareil cas, dans toute l'étendue que la liqueur a mouillé; mais, comme on le sait, il est bientôt réparé.

(*a*) Il faut choisir l'eau dans laquelle le savon commun se fond aisément & uniformément sans se grumeler nulle part, & rejetter toutes les autres, quoiqu'elles puissent être très-bonnes à boire.

SECONDE PARTIE,

Des Obstacles à l'Alaitement, provenant de la part de l'Enfant.

§. X. Dans le grand nombre des enfans qui viennent au monde en présentant la tête la première, quelques-uns descendent la face en devant, ce qui les rend souvent hideux, sur-tout lorsqu'ils ont été très-longtems à vaincre les obstacles qui les empêchoient de sortir.

Ces enfans ont toujours le visage plus ou moins tuméfié & violet. Nous en avons vu en qui cette couleur étoit si foncée, qu'elle approchoit de celle des Négres adultes, & dont la bouffissure des lévres en avoit donné tout l'aspect. D'ailleurs, tous ces enfans naissent la bouche béante, bavant continuellement, comme quand la mâchoire est luxée, & elle l'est quelquefois. Lorsqu'elle l'est, il faut la réduire sur le champ, & la maintenir réduite en suivant les régles de l'art; &, au bout de vingt-quatre heures ou environ, commencer à les nourrir, soit avec du lait de femme qu'on leur raye de tems en tems dans la bouche, soit en leur en dégouttant peu-à-peu de celui de chèvre ou de vache, tiéde & coupé, ayant soin de mettre cette boisson dans un biberon, afin de s'appercevoir le plutôt posſible du tems où l'enfant ſera en état de ſucer, & par conſéquent de tetter.

On voit par cet expoſé qu'il eſt abſolument impoſſible à ces enfans de tetter peu d'heures après leur naiſſance, & même quelquefois avant qu'il ſe ſoit paſſé pluſieurs jours, ſoit que la mâchoire ait été luxée, ſoit qu'elle ne l'ait point été. Mais, ce qu'il y a de conſolant alors, c'eſt que tout ſe rétablit par la ſuite, comme s'il n'étoit rien arrivé que de très-ordinaire; il ſuffit pour cela, de baſſiner ſeulement de tems à autre le viſage de l'enfant avec du vin chaud.

§. XI. Il y a quelques enfans qui naiſſent avec les narines ſi étroites dans leur partie ſupérieure, que très-peu de choſe les bouche entiérement (*a*). Ces enfans, qui ſont très-ſouvent forcés, par cette cauſe ſeule, d'abandonner le mammelon à tout moment pour pouvoir reſpirer, ont preſque toujours la bouche plus ou moins ouverte, ſoit qu'ils dorment, ſoit qu'ils veil-

(*a*) Nous avons vu naître des enfans avec ce défaut de conformation, qui par la ſuite s'eſt diſſipé, quoique ce vice dépendît du rapprochement des os du nez. Cet effet a ſans doute pour cauſe l'air, qui fait peu-à-peu ſes efforts pour paſſer par ces lieux rétrécis, & qu'à meſure que l'enfant prend de l'accroiſſement, les dimenſions du vuide des parties augmentent proportionnelment à celles qu'acquierent leurs parois.

lent. Lorſqu'on s'apperçoit de ce défaut, il eſt aiſé d'y remédier, en ſe ſervant d'une plume d'aile de moineau, trempée dans de bonne huile, dont on introduit ſucceſſivement les barbes dans les deux narines pour les déboucher ; ce qui réuſſit ordinairement d'autant mieux, que cette eſpèce de fourgonnement eſt ſujet à faire éternuer.

Si donc l'enfant n'a point d'autres défauts que celui d'avoir les narines bouchées par la préſence de quelques matieres muqueuſes, plus ou moins épaiſſes, même deſſéchées, ſitôt qu'il aura éternué, il pourra tetter librement, au moins pour le moment ; & ſi, par la ſuite, le nez ſe bouche de nouveau, on réitérera le même moyen, autant de fois que cela deviendra néceſſaire. On en peut faire autant, & avec le même ſuccès, pour les enfans qui s'enrhument pendant le cours de l'alaitement.

§. XII. Il naît quelquefois des enfans à terme, à qui il ne manque que l'aptitude néceſſaire pour pouvoir tetter, & qui ne peuvent point y réuſſir ſans ſecours. On en trouve des exemples à l'article IX de l'hiſtoire de l'Académie Royale de Chirurgie (*a*).

» M. Lapie, maître en chirurgie à ſaint-Severin-ſur-l'Iſle, près Coutras en Guienne,

(*a*) Page 16 du troiſieme tome, in-4°, de ſes Mémoires.

à envoyé à l'Académie deux Obſervations, deſquelles il réſulte qu'il vient au monde des enfans qui, ſans avoir le filet ni la langue trop courte, ne peuvent point tetter, & ſont en danger de périr faute de nourriture. Il faut alors examiner s'ils n'ont point la langue trop fortement appliquée & comme collée au palais; en ce cas, il faut l'en détacher, & l'abaiſſer avec une ſpatule ou le manche d'une cuiller, ou choſes ſemblables; par ce moyen, M. Lapie dit avoir ſauvé la vie à deux enfans qui, juſqu'à ce moment, n'avoient pu prendre le tetton, ſans qu'il eût été poſſible de reconnoître la cauſe de cet empêchement. »

» Cette remarque, toute ſimple qu'elle paroiſſe, (dit judicieuſement M. le ſecrétaire,) peut cependant échapper aux ſages-femmes & même aux maîtres de l'art; & M. Bunel (maître en chirugie, &c.) eſt convenu que ce n'eſt que depuis l'avis donné par M. Lapie, qu'il y a pris garde. En 1755, il trouva un enfant dans ce cas; il abaiſſa la langue avec l'inſtrument appellé *feuille de myrte;* il fit mettre le bout du tetton dans la bouche de l'enfant; il abandonna la langue, & l'enfant ſuça: il y avoit pluſieurs jours qu'il ne tettoit point. »

Nous pouvons ajouter à ces remarques que nous avons la même obligation à M. Lapie, ayant eu comme lui occaſion de ſauver la vie à des enfans qui étoient dans le cas qu'il a expoſé ; cas qui nous avoit échappé, comme vraiſemblablement à bien d'autres. Mais, depuis que notre attention a été réveillée, nous nous ſommes apperçus qu'il y a des enſans qui, ſans être nés avec ce défaut, l'acquierent quelquefois, & c'eſt lorſqu'on a été trop long-tems à leur faire prendre le mammelon ; en effet, nous en avons vu qui avoient alors perdu l'aptitude à la ſuccion. Pour éviter cet inconvénient, lorſque la mere ne peut ou qu'elle ne veut point alaiter ſon enfant, & qu'on eſt plus de vingt-quatre heures à lui donner une nourrice, il faut, au lieu de le faire boire, ſoit à la cuiller, ſoit au gobelet, le nourrir au biberon ; de la maniere que nous l'avons conſeillé à la fin de notre huitieme ſection.

§. XIII. Il y a des enfans qui naiſſent avec un prolongement contre nature du frein de la langue, qui s'oppoſe à la ſuccion. Dans ce défaut de conformation, qu'on nomme *le filet*, le bout de la langue eſt figuré à-peu-près comme la partie la plus large d'un cœur de carte à jouer, & elle ne ſçauroit s'appliquer contre le palais, ni paſſer le bord des lévres ; ſon bout, qui eſt retenu trop bas, eſt toujours plus ou moins recourbé en-deſſous, ſur-tout lorſque l'enfant crie. Cet état indique de détruire cette espèce de bride, puisqu'elle empêche la liberté des mouvemens de la langue.

Pour couper le filet avec beaucoup de facilité & sans courir aucun risque, nous avons reconnu depuis long-temps que la meilleure maniere de faire cette opération, (très-petite en apparence, & qui peut quelquefois avoir de grandes conséquence) est 1° que l'enfant soit posé horizontalement sur le dos & en travers des cuisses d'une personne assise sur un siége un peu haut; 2° que le chirurgien soit debout derriere la tête de l'enfant, pour que sa vue puisse plonger perpendiculairement sur le lieu même de la bouche où il doit opérer, & sur lequel le jour doit tomber directement sans aucun obstacle; 3° qu'alors il souleve la langue avec la piece de pouce fendue d'une sonde cannelée ordinaire, faisant passer le filet à travers la fente de la sonde; 4° qu'avec des ciseaux à lames étroites & à pointes émoussées, mais dont les tranchans soient bien bons, il coupe d'un seul coup toute la portion superflue du frein de la langue, & aussi-tôt cet organe prendra sa forme naturelle & fera librement tous ses mouvemens.

Si on n'a coupé que cet excédent, il sortira peu de sang, parce que cette portion excédente du frein, est ordinairement toute membraneuse & fort mince. D'ailleurs, en prenant

prenant les précautions que nous venons de recommander, on sera à l'abri du danger d'ouvrir aucun des gros vaisseaux de la langue. Au reste, il ne faut absolument couper que le vrai filet ou prolongement du frein de la langue ; car on a vu périr des enfans à qui, faute d'attention ou de sçavoir, on avoit coupé le frein réel & bien conformé pour le filet; & cela, parce qu'on s'en étoit laissé imposer par quelqu'autre obstacle imprévu, qui produisoit la difficulté de la succion. A raison de cette méprise, il peut arriver que la langue devenant malheureusement trop libre de se porter fort en arriere dans les cris de l'enfant, elle s'engage toute entière au-delà de la valvule du gosier, ce qui feroit que l'épiglotte resteroit pour toujours abaissée sur la glotte, d'où s'en suivroit de toute nécessité l'interception de la respiration, & la mort de l'enfant par suffocation (*a*).

Fabrice de Hilden (*b*) veut qu'on coupe

(*a*) On trouve plusieurs de ces faits dans un Mémoire que feu M. Petit, notre célèbre confrere, présenta à l'Académie des Sciences de Paris, en 1742. Nous aurions volontiers fait ici usage de ces faits, si M. Des-Essarts. D. M. P. &c. ne nous avoit prévenu dans son excellent *Traité de l'Education corporelle des enfans en bas âge*. Traité qui, depuis 1760, est entre les mains de tout le monde.

(*b*) Cent. 3, observ. 28, page 393.

le filet des enfans en deux ou trois endroits différens, pour qu'il ne puisse pas se réunir aussi aisément que si on ne le coupoit qu'en un seul endroit. Nous n'approuvons point cette méthode, une seule section étant suffisante, pourvu qu'elle soit complette; observant toujours de ne jamais entamer le frein de la langue, & cela pour les raisons susdites.

La plupart des gens de campagne qui coupent ou qui font couper le filet aux enfans, sont dans la mauvaise habitude de passer, immédiatement après, le tranchant d'une de leurs ongles, dans la division qui vient d'être faite avec les ciseaux; & cela, dans le dessein non-seulement d'augmenter cette division, mais aussi d'empêcher la réunion des lèvres de la plaie. Ces deux motifs sont érronés; en effet, si d'une part l'incision n'a pas été complette, il faut l'achever avec les ciseaux, plutôt que d'hasarder de faire enflammer la langue par la contusion qu'occasionne toujours le déchirement; d'autre part, les mouvemens presque continuels de cet organe s'opposant de toute nécessité à la réunion du filet, il n'est jamais utile d'achever son incision avec le tranchant de l'ongle; &, comme il peut être dangereux de faire usage de ce mauvais moyen, on doit absolument le proscrire de la pratique.

§. XIV. Il arrive quelquefois, après

qu'on a coupé complettement le filet, que l'enfant n'a pas encore acquis la faculté de sucer ; il faut en ce cas examiner attentivement les deux côtés de la langue ; car on y trouve ordinairement alors des brides ligamenteuses qui la retiennent en arriere, ou qui la contraignent latéralement, soit d'un côté, soit de l'autre, & même des deux, ce qui l'empêche de se creuser comme en cuilleron, pour bien embrasser le mammelon.

Lorsqu'on a reconnu l'existence de ces brides, on doit les couper transversalement & assez profondément pour les empêcher de se réunir aisément. Les ciseaux, dont nous venons de parler, doivent, suivant nous, avoir encore ici la préférence sur la lancette ou les bistouris, même le pharyngotome, que nous avons vu en pareil cas ne pas remplir les intentions de ceux qui s'en étoient servis. En effet, avec ces divers instrumens, on est plus en danger de couper ou de piquer des parties qu'on doit ménager, qu'avec des ciseaux qu'on peut porter si profondément que cela devient nécessaire, pourvu qu'ils soient fermés, & que les branches en soient assez longues pour que la main qui les tient ne gêne point la vue de celui qui opère.

Dans ce cas, le chirurgien ne doit point se placer derrière la tête de l'enfant, comme dans le cas précédent, mais en face ; &, au lieu de ſonde, il ſuffit de lui pincer le nez, afin de le faire crier, parce qu'alors, toutes les parties de l'intérieur de la bouche étant dans une tenſion conſidérable, on voit très-aiſément ce que l'on a à faire, & comment il faut le faire : il eſt encore néceſſaire, pendant ce temps-là, d'empêcher l'enfant de remuer la tête.

Les brides, dont il eſt ici queſtion, ſont ordinairement plus charnues que membraneuſes, & par conſéquent plus ſujettes à ſe réunir que celles du filet, ce qui indique de les couper bien complettement, & de n'en laiſſer échapper aucune. Mais, doit-on couper tout de ſuite ces brides, ou ne faut-il les couper qu'en des temps différens, laiſſant guérir une plaie avant que d'en faire une autre ?

Pour ſe décider prudemment ſur le parti qu'il y a à prendre en pareille occurence, il faut commencer par examiner les avantages & les inconvéniens de ces deux méthodes. Si on ſuit la première, on remplit l'indication principale qu'on a en vue, en détruiſant, ſans délai, tous les obſtacles qui s'oppoſent au mouvement de la langue, par conſéquent à la ſuccion & à la déglutition. Mais les douleurs, les plaies multipliées, & la perte de ſang inſéparable de cet état, ne peuvent-elles pas metre la vie de l'enfant en plus grand danger que si on suivoit la seconde méthode?

En partant de l'expérience, nous pouvons affirmer que non. Cependant, il est utile d'avertir, 1°. qu'il faut bien se donner de garde de faire prendre quelque chose à l'enfant par la bouche, n'importe pourquoi, ni comment on voudroit le donner; car, en ce cas, non-seulement l'enfant ne peut point tetter, mais il lui est impossible d'avaler; &, pour peu qu'on fût assez mal avisé pour en faire la tentative, on ne tarderoit pas à s'en repentir, ayant mis pour lors l'enfant en danger d'étouffer, comme dans le cas dont nous allons parler dans peu, & par les mêmes raisons que nous exposerons alors; 2°. qu'il est à propos d'attendre qu'il ne sorte presque plus de sang de la première section avant de faire la seconde, & ainsi de suite, autant qu'il y aura de brides à couper jusqu'à la dernière; & 3° de commencer par les antérieures avant que d'attaquer les postérieures.

Quant à l'hémorragie, elle n'est point à craindre, quoique la section de ces brides fournisse chacune plus de sang que celle du filet; mais, comme les vaisseaux des parties latérales de la langue ne sont pas à beaucoup près aussi gros que ceux qui accompagnent le frein, leur section ne menace point la vie de l'enfant comme pourroient le faire celles des ranines, si malheureusement on les ouvroit en coupant le filet. Au reste, sitôt qu'on aura coupé une bride, il faut tourner la face de l'enfant presqu'en-dessous, & l'y maintenir sur les bras jusqu'à ce qu'il ne sorte presque plus de sang, ce qui, ordinairement, n'est point de longue durée.

§. XV. Indépendamment du filet & des autres brides contre nature, qui gênent la langue dans ses mouvemens, il y a encore le cas de la soubre-langue, c'est-à-dire d'une masse de chair plus ou moins longue & épaisse, qui est située à la place du frein de la langue, de manière que cet organe est alors presqu'immobile. Ce défaut de conformation fait ordinairement périr l'enfant, parce qu'il lui est absolument impossible de tetter & d'avaler, la langue réelle n'ayant point alors la liberté de se porter en arrière, comme elle le fait toujours dans l'ordre naturel pendant la déglutition, ce qui fait que l'épiglotte ne peut s'abattre sur la glotte pour la fermer, & que le lait que l'on donne à l'enfant, (quoique versé goutte-à-goutte) au lieu de prendre la route de l'estomac, enfile tout de suite celle des poumons, & occasionne sur le champ la suffocation.

Nous avons, pour garant de ces faits, l'ouverture du cadavre de plusieurs de ces infortunés, dans l'estomac desquels il n'y avoit rien qu'un peu de matiere muqueuse, qui en tapissoit seulement les parois, tandis que les bronches étoient plus ou moins garnies de lait qu'on leur avoit mis dans la bouche pour les nourrir (*a*).

Il se présente ici naturellement à l'esprit de celui qui réfléchit, que, la perte du sujet étant inévitable, si on ne retranche au plutôt la tumeur charnue qui en est la cause, il vaudroit mieux pratiquer ce moyen, que de n'en tenter aucun. Mais, comme les mauvais succès & l'inspection des parties démontrent que la réussite est impossible, par la raison que les gros vaisseaux de la langue naturelle ont leur tronc dans celle qui est contre nature, l'application du précepte de Celse n'est nullement admissible dans ce cas.

D'où il résulte, suivant nous, que tout enfant qui naît avec une soubre-langue, est un enfant perdu; c'est au moins la conséquence que les divers faits de cette espèce, qui sont parvenus à notre connoissance, nous font tirer, sans cependant vouloir captiver le sentiment de personne sur ce sujet, desirant, au contraire, pour le bonheur des humains, que, dans des cas semblables,

(*a*) Ces remarques semblent démontrer que tant que l'enfant est au ventre de sa mere, il n'a point de déglutition; &, par conséquent, qu'alors il ne se nourrit point en partie par la bouche, comme il y a tant d'Auteurs qui l'ont avancé & soutenu.

(qui heureusement sont très-rares,) d'autres que nous puissent trouver des ressources qui jusqu'à présent nous sont inconnues. En attendant, nous conseillons aux personnes qui rencontreront ce cas, de faire baptiser l'enfant, avant que de faire aucune entreprise, même celle de tenter de le nourrir artificiellement, de crainte de le priver subitement de ce secours spirituel.

§. XVI Il y a des enfans qui naissent avec le bec-de-lievre, soit qu'il soit simple, soit qu'il soit double. La plupart de ces enfans ont aussi ordinairement alors la voûte du palais entr'ouverte ou fendue dans toute sa longueur, comme par un défaut de continuité de la substance osseuse, souvent d'un seul côté, & quelquefois des deux côtés en même temps. Mais, quel que soit le degré de cette difformité, le voile du palais est aussi séparé pour l'ordinaire en deux parties, tantôt égales, tantôt inégales; cette division correspond toujours à l'écartement de la suture du palais, ensorte que la luette est quelquefois partagée en deux; mais le plus souvent elle se trouve placée du côté où la substance des os qui forment la voûte du palais, est la moins retirée.

Aucun de ces enfans ne peut tetter, parce que l'air communique du nez dans la bouche, en deçà du voile du palais; de maniere que, quand bien même ces enfans faisiroient exactement le mammelon, ils ne pourroient point pomper le lait, ce qui oblige de les nourrir en leur faisant avaler peu-à-peu du lait coupé. Il est peu d'enfans, ainsi conformés, qui en réchappent. Quant à ceux qu'on parvient à élever, on peut leur faire l'opération lorsqu'ils sont en état de la supporter : alors, le plutôt est toujours le mieux.

Nous ne décrirons point ici la maniere de pratiquer cette opération, parce qu'on la trouve détaillée dans les ouvrages de nos praticiens, dont un des meilleurs sur cette matiere est, à notre avis, celui de M. de la Faye (*a*). Cet Auteur fait d'ailleurs remarquer, page 617 de son excellent Mémoire, qu'il suffit très-souvent de réunir seulement la division ou les divisions de la lévre, pour que l'écartement du palais se détruise par les suites peu-à-peu, sur-tout lorsque le sujet est encore dans un âge tendre; à quoi nous pouvons ajouter qu'au contraire l'obturation de ces os ne peut se faire, si on ne réunit point auparavant la lèvre.

Nous avons vu, en effet, plusieurs petits enfans opérés, qui ont parfaitement guéri avec le temps. Mais nous avons vu aussi des adultes qui avoient, dès leur naissance,

(*a*) Voyez le 1er volume in-4°, des Recueils des Mémoires de l'Académie royale de Chirurgie, page 605 & suiv.

un écartement de la future du palais avec des becs-de-lievre de la premiere conformation; enforte qu'il femble que cette future ne foit ainfi écartée, que parce que la lévre fupérieure eft fendue. Ce qui nous porte à le croire, c'eft que nous avons remarqué que, dans les enfans nouveaux-nés & dans les adultes qui ont originairement ces difformités, la mâchoire fupérieure eft toujours plus large, (foit d'un côté, foit de l'autre, & quelquefois des deux enfemble,) que l'inférieure, & qu'elle fe rétrécit daas tous ceux qui guériffent, après qu'on leur a fait la future de la lévre.

Nous ofons donner ici, comme de nous, la double remarque de l'élargiffement & du rétréciffement de la mâchoire fupérieure dans les cas dont il s'agit, n'ayant trouvé ces mêmes remarques dans aucuns des auteurs qui font venus à notre connoiffance. Mais, quoi qu'il en foit, ces deux mêmes remarques conjointes nous conduifent à reconnoître que la fente du palais n'eft point occafionnée par un manque de fubftance des os qui forment fa voûte, mais feulement par l'écartement de ces mêmes os; & elles nous indiquent la poffibilité d'en accélérer le rapprochement, au moyen de quelques bandages artiftement faits, comme, par exemple, celui de baleine dont M. de la Faye donne la defcription d'après M. Quefnai; puiſque la réunion ſeule de la lévre occaſionne à la longue ce rapprochement, ſans doute, parce qu'alors la lévre étant plus tendue que ci-devant, elle ſert, à quelques égards, de bandage uniſſant. Si donc, après que la lévre eſt entiérement réunie, on continuoit l'uſage du bandage ſuſdit, il n'eſt point douteux que ce ſeroit un moyen très-utile pour faciliter beaucoup plus promptement l'obturation complette de la fente du palais; ce qui nous paroît mieux fondé que ce qu'en préſume M. de la Faye, à la même page 617 du Mémoire ci-devant cité.

Il reſte, à la vérité, un point aſſez embarraſſant à décider, qui eſt de ſçavoir comment l'obturation parfaite de ces os peut ſe faire, ſans qu'il ſoit beſoin de rafraîchir les bords de leur diviſion, ceux-ci étant charnus; tandis que, ſi on y manquoit pour la lévre, la réunion de celle-ci ne ſe feroit certainement point. La diſſection de cette partie, après la mort d'un pareil ſujet, pourroit ſeule nous en inſtruire parfaitement; il faut eſpérer que quelque haſard favorable en fournira l'occaſion. En attendant, profitons toujours de ces nouvelles découvertes auſſi utiles au progrès de l'art de guérir, qu'au ſoulagement des humains qui en ont alors beſoin.

OBSERVATIONS

Sur les ſoins qu'exigent les enfans qui viennent de naître, tant pour remédier aux différens vices de conformations, que pour prévenir pluſieurs accidens auxquels ils ſont expoſés ; par M. LEVRET, *accoucheur de Madame la Dauphine, &c.*

Les diverſes remarques de pratique que nous avons expoſées juſqu'ici, ont toutes pour but les obſtacles à l'alaitement, provenant de la part de l'enfant; mais, comme elles ne ſont point les ſeules que nous puiſſions faire ſur d'autres choſes qui influent ſouvent ſur la vie, la ſanté, la bonne ou la mauvaiſe conformation des enfans en bas-âge, nous en ferons également part, en commençant par la ligature du cordon ombilical.

§. XVII. Les auteurs ont fixé le lieu où il convient de placer la ligature du cordon ombilical, à un pouce & demi ou environ du ventre de l'enfant, tant pour ne pas placer cette ligature trop près de la peau de cette partie, que pour que, ſi la ligature venoit à manquer, il ſe trouvât encore ſuffiſamment de longueur à cette portion reſtante du cordon, pour pouvoir y placer ſolidement une nouvelle ligature du côté du ventre de l'enfant.

Nous ajouterons à cette pratique reçue, que nous sommes, depuis très-long-temps, dans l'usage de ne point mettre la ligature, que nous n'ayions avant déplacé, le plus que nous pouvons, le sang qui se trouve dans la veine ombilicale, depuis le ventre de l'enfant, jusqu'au-delà du lieu où il convient de poser la ligature; & cela, afin d'éviter que tout le sang, qui, sans cette précaution, resteroit stagnant entre cette ligature & le sinus de la veine-porte, ne cause de l'engorgement au foie. La raison nous a d'abord suggéré ce procédé, & l'expérience nous a confirmé que c'est en plus grande partie la cause d'où dépend que les enfans nouveaux-nés sont si souvent sujets à devenir plus ou moins couleur de feuille morte, lorsqu'on manque à cette précaution; & qu'au contraire, quand on la prend, il est rare que cette espèce de jaunisse survienne.

Le développement de cette vérité nous a conduit à découvrir pourquoi nous voyons de tems en tems naître des enfans de l'un ou de l'autre sexe avec une belle carnation, (soit que ces enfans soient blonds, soit qu'ils soient bruns,) & qui la conservent sans devenir jaunes à aucun égard. En effet, nous avons reconnu que cette espece de phénomène, (ce cas étant rare,) est inséparable d'un autre de cette nature, qui consiste en ce que nous voyons quelquefois venir au monde des enfans à terme, qui naissent se portant très-bien, dont on trouve le cordon ombilical aussi blanc que si ces vaisseaux n'avoient jamais contenu de sang, quoiqu'il soit très-certain que, jusqu'à l'instant de la naissance de l'enfant, ils en étoient fort pleins.

Or, comme nous avons remarqué que c'est dans ce cas que les enfans viennent au monde avec une belle carnation, & qu'ils la conservent sans altération, il en résulte que la jaunisse des enfans nouveaux-nés dépend, le plus souvent, de la cause que nous venons d'assigner. En effet, lorsque la portion restante de la veine est pleine de sang, entre la ligature & le foie, ou au moins celui qui est compris depuis la peau du ventre jusqu'à la veine-porte, ayant perdu son mouvement, doit s'y coaguler, &, par la suite, tomber en dissolution, pour pouvoir quitter ce vaisseau, à mesure que celui-ci tend par son ressort naturel à s'oblitérer. Or ce sang dégénéré, n'ayant point alors d'autre issue que celle des veines hépatiques, ne peut manquer de nuire à la circulation du sang dans le foie, d'où naît, sans doute, la jaunisse, &, peut-être, quantité d'autres maux inopinés. Qu'on n'aille pas croire qu'il est impossible de vuider la portion de veine qui est entre l'ombilic & le foie; car, si l'on est attentif à ce qui se passe pendant qu'on blanchit peu-à-peu le cordon, on verra que la veine cave se regarnit successivement du sang qui revient du dedans, de façon que le sang paroît d'abord augmenter à mesure qu'on le vuide : mais on l'a bientôt épuisé, & il cesse de couler (*a*).

Indépendamment de ces avantages, la méthode que nous pratiquons habituellement, en a aussi une autre, dont nous n'avons point encore parlé. Celui-ci est de disperser les matieres gélatineuses dont le cordon ombilical est très-souvent infiltré; infiltration qui est sujette à le rendre cassant sous la ligature, en cas qu'on la serre bien fort; & si, de crainte de l'entamer, on ne la serre pas assez, il arrive alors que le ressort de cette matiere gélatineuse, qui résiste à la constriction de la ligature, pendant qu'on serre celle-ci, venant ensuite à céder peu-à-peu, n'est que trop souvent cause que la ligature ne serre plus assez fort

(*a*) On sent que la célérité ou la lenteur de cette opération dépend principalement de la maniere dont on l'exécute; mais nous croyons devoir avertir les éléves, que, comme dans les cas ordinaires, (& ils sont très-nombreux,) rien ne presse, il faut y mettre tout le tems nécessaire, quelques secondes de plus n'étant de nulle conséquence, au lieu que la précipitation pourroit peut-être avoir quelquefois des inconvéniens.

les vaiſſeaux, pour en oblitérer tout-à-fait le calibre ; d'où il réſulte quelquefois des pertes de ſang dangereuſes, ce qui ne peut point arriver, en ſuivant la méthode que nous pratiquons ; ce dernier avantage n'étant pas moins réel que le premier, mérite bien qu'on y faſſe attention.

Nous déclarons ici avec ſincérité, que nous avons découvert depuis peu, que, quoique nous ſoyons depuis très-longtems dans l'uſage de blanchir le cordon au moment de la naiſſance de l'enfant, nous ne ſommes point le premier qui nous en ſoyons aviſé. En effet, on trouve, à la page 39 du tome I des Mémoires de M. le chevalier Digbi, chancelier de la reine d'Angleterre, imprimé à la Haye, en 1700, ce qui ſuit. « *Remède pour empécher, à la naiſſance d'un enfant, qu'il n'ait, en toute ſa vie, la petite vérole, rougeole, ou autres maladies qui proviennent de la putréfaction du ſang menſtruel.*

« Lorſque l'enfant eſt né, & que la ſage-femme va lier & couper le cordon ombilical, il faut qu'elle ne ſerre pas d'abord le fil avec lequel elle le doit lier ; mais, étant prête à nouer, elle fera monter & ſortir, avec ſes doigts & ſon pouce, tout le ſang qui ſera à la racine du nombril, lequel, s'il y demeure, cauſe toutes les galles, cloux, abſcès & apoſtèmes qui viennent aux enfans & même

même aux adultes ; parce qu'étant corrompu, il ne peut se convertir en la substance, mais au contraire gâte le bon, & faut, de nécessité, qu'il s'exhale par ces sortes de vilenies que nous voyons tous les jours, qui tirent leur origine de ce sang menstruel putréfié. Ayant donc ainsi fait évacuer ledit sang, il faut serrer le fil, & couper le cordon ombilical ; la racine duquel étant purifiée de la maniere susdite, l'enfant sera exempt de toutes ces maladies, quand même il seroit nourri parmi ceux qui en seroient attaqués. »

Il résulte de tout ceci, 1° que la méthode dont nous faisons usage depuis très-long-tems, est fort bonne, mais que nous n'en sommes point le premier inventeur, comme nous l'avions cru ; 2° qu'en pratiquant cette méthode, nous n'avions que des vues générales, mais qui ne pouvoient manquer d'être utiles à l'économie animale ; 3° qu'il seroit à souhaiter, pour le bonheur des humains, qu'après avoir vérifié tout ce qu'a avancé M. le chevalier Digbi, ses promesses pussent s'accomplir à tous égards ; 4° que si cet auteur a plus cru qu'il n'a vu, & qu'il ne pouvoit démontrer, on lui a au moins l'obligation d'ouvrir des vues, dont les observateurs pourront peut-être tirer bon parti pour l'utilité publique.

§. XVIII. En traitant de la ligature du

cordon ombilical, nous n'avons parlé que de la meilleure façon de la pratiquer dans les cas les plus ordinaires ; mais, comme il s'en présente de tems à autres d'extraordinaires, qui méritent l'attention des personnes qui veulent se consacrer à l'art des accouchemens, nous croyons faire plaisir à celles ci de leur faire part de ce qu'une longue expérience nous a mis à portée d'observer.

Les accoucheurs attentifs sçavent que, dans l'ordre naturel, la peau du ventre de l'enfant recouvre très-souvent, à quelques lignes de hauteur, le cordon ombilical, sur-tout avant que l'enfant ait crié. Ils peuvent également s'être apperçus que, quelquefois, cette peau monte beaucoup plus haut; & qu'alors il arrive que, quand la portion du cordon qui a été liée vient à tomber, il reste une espece de petit moignon, lequel est formé par une partie plus ou moins longue des vaisseaux ombilicaux totalement recouverts de la peau du ventre.

Cet état expose à deux inconvéniens différens : dans le premier, la petite plaie qui reste après la chute du cordon, a quelquefois de la peine à se consolider; dans le second, l'enfant est menacé d'avoir un exomphale, si on ne fait de bonne heure ce qu'il convient pour l'éviter.

Dans le premier cas, la plaie a beaucoup de peine à guérir, par la raiſon qu'étant alors ſituée au bout de cette eſpece de petit moignon, elle eſt expoſée au frottement de tout ce qui peut y toucher; quoique nous n'ignorions point qu'on eſt dans le bon uſage de mettre deſſus une compreſſe trempée dans le baume Samaritain, que l'on ſçait n'être que de l'huile & du vin battus enſemble, qu'on maintient avec le petit bandage de corps. Mais, outre qu'il n'eſt pas aiſé d'empêcher que cette compreſſe ne ſe déplace, tant à raiſon de ce que le nombril de l'enfant eſt toujours beaucoup plus bas ſur ſon ventre que dans l'adulte, que parce que, dans la nouvelle méthode d'élever les enfans ſans les emmailloter, ils dérangent tout à force de remuer les genoux en les portant de bas en haut ſur le ventre : (ce n'eſt point que nous voulions blâmer cette méthode, notre deſſein n'eſt que d'avertir de ce qu'on ne peut empêcher qu'elle ne produiſe dans le cas dont il s'agit;) nous conſeillons donc de travailler alors à éviter ce mauvais effet : effet qui eſt ſujet à faire végéter des bourgeons charnus, leſquels ſaignent très-aiſément.

On maîtriſe ordinairement ces ſortes de fonguoſités, avec la poudre d'alun calciné, que l'on met deſſus à ſec, & qu'on recouvre d'une compreſſe mollette, ſoutenue du bandage de corps. Nous devons avertir les éleves, 1° que cet alun, qui peut être mis de l'épaiſſeur d'une ligne ou environ, ſe maſtique ſur la plaie; 2° qu'il faut laiſſer tomber d'elle-même cette croute; & 3° que s'il reſte encore des chairs vives deſſous, de remettre d'autre poudre d'alun calciné deſſus, ce qui réuſſit très-ſouvent & en fort peu de tems, tandis que, faute de ſçavoir ceci, il arrive au contraire, que plus on va en avant, plus les fonguoſités font du progrès, ſur tout ſi on y applique des corps gras: d'ailleurs il eſt ſous-entendu ici qu'on empêchera l'enfant d'élever ſes genoux, juſqu'à ce que le nombril ſoit bien cicatriſé.

Suppoſons préſentement que la premiere circonſtance n'ait pas eu lieu, ou qu'on y a remédié, la ſeconde eſt preſqu'inévitable. En effet, l'enfant eſt ſujet par la ſuite à avoir un exomphale, ſi on ne prend beaucoup de précautions pour l'éviter: ce cas eſt un de ceux qui fait dire au vulgaire, que, ſi l'enfant a une deſcente de nombril, c'eſt parce que nous n'avons pas lié le cordon aſſez près du ventre de l'enfant; ſe perſuadant que c'eſt nous qui, par le moyen du lieu où nous lions le cordon, déterminons celui où ce qui reſte au-delà de la ligature doit tomber, tandis que c'eſt toujours la nature elle ſeule qui le détermine, & c'eſt ce que les praticiens n'ignorent point. Mais, comme le mauvais effet de ce vice de conformation n'eſt point ſans remède, nous dirons que le meilleur de tous eſt 1° de donner à un morceau de cire blanche la forme d'un moule de bouton, ſoit de veſte ou d'habit, ſuivant le volume de l'exomphale; 2° de faire une compreſſe de linge mollet, qui ait la grandeur d'un écu de ſix livres ou environ, & l'épaiſſeur de trois ou quatre lignes, qu'on aura ſoin de bien imbiber d'eau marine; 3° on mettra le morceau de cire dans la compreſſe, de maniere que le côté bombé ſe trouve en-deſſous, & qu'il n'ait entre lui & l'exomphale qu'un ſeul feuillet du linge qui forme la compreſſe; 4° de faire enſorte que le milieu de cette eſpece de moule de bouton ſoit, autant qu'on le pourra, ſur celui de l'exomphale, & qu'on l'y maintienne avec le bandage du corps, appliqué de la même maniere que les chirurgiens poſent les bandages uniſſans. Il n'eſt pas néceſſaire d'avertir qu'à l'exception du morceau de cire, on doit renouveler cet appareil toutes les fois que l'enfant l'a ſali, mais qu'il faut avoir de la perſévérance dans ſon uſage, ſans quoi on riſque de ne pas réuſſir; au lieu que ſi on ne perd point patience, on eſt ſûr de guérir.

Si trop de peau, montant ſur le cordon ombilical, a ſouvent les défauts que nous venons de faire remarquer, c'eſt bien pis quand il n'y en monte point du tout; en effet, ce petit prolongement de la peau, qui eſt deſtinée par la nature à former par la ſuite le nœud ombilical, venant à manquer tout-à-fait, le nombril reſte ouvert; ſon cercle ne ſçauroit alors ſe rapetiſſer aſſez pour que le tiſſu cellulaire, qui y ſoutient naturellement les trois vaiſſeaux ombilicaux, puiſſe ſe cicatriſer, d'ou il réſulte de toute néceſſité que l'anneau ombilical reſte plus ou moins dilaté. Mais c'eſt bien plus fâcheux, quand cette dilatation primordiale eſt conſidérable; car, pour lors, elle occaſionne la ſortie des viſcères du bas ventre, même dès le ſein de la mere (*a*); ou

(*a*) Nous conſervons deux de ces ſujets, un de ſept mois & l'autre de huit; ils étoient morts depuis peu l'un & l'autre, lorſque nous les reçumes. La peau manque en entier dans les trois régions antérieures du bas-ventre, & le péritoine ſe confond avec le chorion, appartenant aux ſecondines, par une continuité non interrompue, ſi exacte, qu'il ſeroit auſſi difficile de décider ſi c'eſt le péritoine qui fournit le chorion, qu'il l'eſt de ſçavoir ſi c'eſt le chorion qui produit le péritoine. Outre cela, ni l'un ni l'autre de ces ſujets n'ont de cordon ombilical iſolé, de ſexe marqué, d'*anus* perforé, de canal de l'urètre, ni de méat urinaire, mais tous les deux ont un *ſpina bifida* lombaire, & les ſi elle n'eſt pas d'abord telle, parce qu'il ne manque pas aſſez de peau pour que les viſcères du bas-ventre ſoient ſortis de cette capacité, les cris de l'enfant ne les diſpoſent que trop à en ſortir, & même très-peu de tems après la naiſſance : il faut donc prendre ſon parti ſur le champ.

Pour le faire avec connoiſſance de cauſe, il eſt utile de ſçavoir 1° que n'importe à quelle hauteur l'exomphale s'éleve dans le cordon, on n'y doit point employer la méthode que nous avons décrite pour éviter la jauniſſe, & cela, de crainte de faire caſſer quelques-uns des trois vaiſſeaux ombilicaux au-dedans du ventre de l'enfant, ce qui ſeroit un ſurcroit de malheur : on auroit en effet cet accident à craindre dans ce cas, par la raiſon que ces trois vaiſſeaux ſe trouvent alors éloignés les uns des autres dans l'exomphale même ; 2° n'importe auſſi quel volume ait la hernie, il faut toujours poſer la ligature à un pouce ou environ au-delà de la cime de la tumeur, & faire enſuite la réduction des parties, avant que de mettre le moignon du cordon dans la compreſſe qui doit le conte-

pieds très-mal conformés, & de la même maniere. Feu M. Fried, célèbre acoucheur à Straſbourg, qui m'honoroit de ſa correſpondance, m'a envoyé le deſſein d'un fœtus, (ſemblable à tous égards,) qu'il avoit reçu privé de vie.

nir ſur le ventre de l'enfant, & de l'y maintenir par le moyen du bandage uniſſant, mais peu ſerré, parce qu'il ne faut point perdre de vue que tous ces exomphales ont pour ſac herniaire une portion du péritoine, qui tapiſſe la partie antérieure du bas-ventre, & que ce ſac qui eſt alors adhérant au-dedans du cordon, ne peut ſouffrir de réduction. Enſorte que, ſi on commençoit par réduire les parties avant de faire la ligature du cordon, & qu'on posât la ligature dans l'endroit où étoient ci-devant les parties, on y comprendroit inévitablement une portion du ſac herniaire, dont l'étranglement feroit périr le ſujet, ou au moins ën accéléreroit la perte. Or, comme nous avons vu arriver l'un & l'autre, ayant été conſulté pluſieurs fois en pareilles circonſtances, ce ſont ces mêmes faits qui nous ont fait prononcer, un peu plus haut, qu'il ne faut jamais poſer de ligature en pareil cas, qu'au-delà de la cime de la tumeur, n'importe quelle longueur puiſſe avoir l'exomphale.

Il ſe préſente ici naturellement une queſtion, qui eſt de ſçavoir ce que devient par la ſuite la portion de péritoine qui formoit le ſac herniaire, puiſqu'elle eſt, ſuivant nous, adhérante au-dedans du cordon. Nous pouvons donner pour ſolution, que nous avons vu, en pareil cas, le péritoine ſe retirer peu-à-peu de dedans le moignon du cordon, en s'aplaniſſant, & les extrémités des vaiſſeaux ombilicaux, comme en ſe criſpant, chacun de leur côté, à proportion que la tumeur s'affaiſſoit, & cela ſans aucune hémorragie; mais qu'il a fallu enſuite travailler à reſſerrer l'anneau, à quoi on eſt quelquefois parvenu par degrés, au moyen de la ſuture ſeche, pratiquée en rayon, qui, tirant de loin la peau du ventre, a froncé cet anneau, mais ne l'a jamais pu faire fermer entiérement. Trois de ces cas ſont parvenus à notre connoiſſance, & nous penſons que ſi on n'a pas réuſſi complettement, c'eſt ſans doute parce que, par prudence, n'ayant pas oſé rafraîchir la circonférence du cercle ombilical, il a été impoſſible d'en obtenir la réunion complette, ſur-tout à cauſe des cris inévitables des enfans, leſquels s'oppoſerent ſans ceſſe au ſuccès des ſecours que l'art avoit mis en uſage.

§. XIX. Les enfans ſont très-ſujets à naître plus ou moins couverts d'une eſpece de pâte tenace, qu'on eſt obligé de leur ôter tout de ſuite; à quoi on réuſſit aſſez bien ordinairement avec du vin chaud, dans lequel on a fait fondre un peu de beurre. Lorſque l'enfant eſt du ſexe féminin, ſi on manque de bien nettoyer la vulve de cet enduit pâteux, il arrive quelquefois que cette matiere craſſe & ſébacée, venant à ſe rancir par la chaleur naturelle des parties, y occaſionne de l'inflammation avec écoulement glaireux & comme ſanieux; état que nous avons vu pluſieurs fois avoir troublé la tranquillité de quelques familles, ayant donné des ſoupçons injurieux ſur le défaut de pureté du ſang des peres & meres : à la vérité, ces ſoupçons ont été bientôt diſſipés après qu'on a eu ôté ces petits pelotons de matiere craſſe, & que la vulve a été baſſinée pluſieurs fois avec du vin tiède. Mais le diſgracieux que ces ſortes de ſoupçons, quoique mal fondés, laiſſent après eux dans la mémoire, n'importe de qui, eſt ſans contredit plus que ſuffiſant pour ne point négliger de bien nettoyer ces parties.

§. XX. Les enfans mâles ont rarement les teſticules dans les bourſes au moment de leur naiſſance; ils n'y deſcendent ordinairement qu'au moyen des cris ou des efforts que l'enfant fait pour ſe vuider, ce qui arrive plutôt ou plus tard, ſuivant que le cordon ſpermatique eſt plus ou moins long, les teſticules plus ou moins gros, & que les anneaux qu'ils doivent traverſer ſe prêtent plus ou moins à leur paſſage; quelquefois même ils n'y deſcendent jamais : alors, loin que cet état s'oppose à la puissance générative, il la fortifie : c'est au moins le sentiment le plus reçu.

Supposons, par exemple, qu'il manque un des testicules dans l'une des deux bourses destinées à le recevoir, & que l'autre soit descendu dans la sienne, on sent qu'alors la bourse vuide aura moins de volume que celle qui sera pleine. Si dans ce cas, l'enfant a une tumeur dans l'une de ses deux aines, & que cette tumeur soit du côté le plus petit du scrotum, la tumeur est vraisemblablement formée par le testicule, qui a de la peine à franchir l'anneau. La bonne chirurgie indique alors d'aider tout de suite le testicule à descendre dans sa bourse, en cas que l'anneau ne soit point enflammé ; &, s'il l'étoit, de commencer par l'application des émolliens, pour rendre l'opération manuelle plus facile.

Ce coup de main se fait en raison inverse du taxis pour réduire les hernies inguinales ; c'est-à-dire, qu'au lieu d'agir avec le bout des doigts d'une main sur la tumeur, c'est sur la circonférence de l'anneau que l'action des doigts doit entiérement se passer, laissant libre la portion du testicule qui se présente dans le vuide circulaire que ces mêmes doigts doivent former, afin de faciliter la dilatation de l'anneau & la chute totale du testicule. Mais, comme nous nous sommes apperçus qu'après cela ces enfans sont fort sujets aux descentes, soit de boyaux, soit d'épiploon, & souvent des deux ensemble, nous conseillons alors de faire usage, sans délai & pendant plusieurs semaines de suite, de l'eau soulée de sel marin, qu'on applique dans l'aine, au moyen d'une compresse un peu épaisse, soutenue d'un petit bandage seulement contentif, qu'on a soin de renouveller toutes les cinq ou six heures, à cause que le tout s'imbibe d'urine chaque fois que l'enfant en rend : c'est pour ces mêmes raisons qu'il ne faut point négliger de laver les parties avec du vin tiède, autant de fois qu'on renouvellera ce petit appareil. La premiere de ces précautions met l'enfant à l'abri des descentes, & la seconde empêche que l'urine n'écorche les parties.

Si on réfléchit suffisamment à ce que nous venons d'exposer, on sera obligé d'accorder que, plus les testicules sont gros, plus les anneaux qu'ils doivent forcer à les laisser passer seront obligés de se dilater, & plus les enfans sont alors en danger d'avoir des descentes inguinales, sur-tout si ces enfans crient beaucoup, & l'on sçait que cela leur arrive très-souvent. Si donc notre remarque réveille un peu l'attention des personnes qui prennent soin des enfans en bas âge, il pourra en résulter que moins d'enfans seront affligés de descentes dans les bourses (*a*). Mais comme, indépendamment de la cause que nous venons de mettre en évidence, il y en a encore beaucoup d'autres qui produisent des descentes aux enfans en bas âge, nous croyons devoir avertir que la même méthode préservative, dont nous venons de faire part, est également utile pour éviter les rechutes, après que les parties, qui formoient la hernie, ont été réduites.

S'il se présente des cas où les enfans mâles ont les bourses comme flétries au moment de leur naissance, il y en a d'au-

(*a*) Nous saisissons ici avec plaisir l'occasion de renouveller l'Avertissement salutaire que l'on trouve dans le troisieme volume *in*-4°, des *Mémoires de l'Académie Royale de Chirurgie*, p. 8, 9 & 10, de son Histoire, qui consiste à ne se point fier aux empiriques, qui promettent de guérir radicalement les enfans qui ont des hernies complettes ou tombées dans les bourses, parce que la plupart de ces empiriques, pour y parvenir, châtrent les enfans sans en avertir, ayant soin au contraire d'escamoter adroitement les testicules qu'ils ont amputés; & cela, toutes les fois que les personnes intéressées au sort de l'enfant, sont sous leurs yeux : ce procédé est en effet aussi condamnable devant Dieu que devant les hommes, sur-tout en France. Aussi, autant de fois qu'on a pu convaincre ces prétendus guérisseurs, ils ont été punis sévérement.

tres où, au contraire, ces parties ſont très-volumineuſes, ſans cependant être affectées d'aucunes deſcentes. Nous avons reconnu trois eſpeces principales de ces gonflemens contre nature; une avec inflammation, & les deux autres qui n'en ont point: de celle-ci, la partie eſt comme pâteuſe, ou elle eſt avec élaſticité; la premiere eſt occaſionnée par une infiltration de ſéroſité dans le tiſſu cellulaire des bourſes, près de la peau; & la ſeconde, par un épanchement de liqueur tranſparente, approchant ſouvent de la couleur & de la conſiſtance de blanc d'œuf: cet épanchement a ſon ſiége entre le corps même des teſticules & la membrane qui recouvre ſéparément chacun de ces organes.

L'inflammation, qui dans le premier cas tient de la contuſion ou de l'échymoſe, ſe diſſipe aſſez aiſément par l'application du vin chaud, dont on imbibe des petits linges, que l'on maintient en place avec un trouſe-bourſe. On traite de même la bouffiſſure pâteuſe; mais, afin de donner du reſſort à la partie, l'imbibition des petits linges doit être faite avec le gros vin, dans lequel ont bouilli des roſes de Provins ou autres aſtringens équivalens. A l'égard de la bouffiſſure accompagnée de tenſion, repréſentant une veſſie pleine d'eau, c'eſt avec l'eau-de-vie & l'eau de chaux ſeconde, mêlées en parties égales : ayant la précaution, dans ces trois cas, de renouveller ces applications toutes les cinq ou ſix heures, à cauſe des urines dont l'appareil ne manque point de s'imbiber toutes les fois que l'enfant piſſe.

La réſolution de l'inflammation s'obtient ſouvent facilement & en peu de tems; celle de l'œdème eſt ordinairement d'une plus longue durée : mais l'hydrocèle eſt ſujet à être rebelle, néanmoins il eſt très-rare qu'à cet âge elle ne ſe diſſipe point peu-à-peu. On conçoit aiſément que ces divers états peuvent être compliqués les uns par les autres ſuivant différentes combinaiſons, & qu'alors ce ſeroit l'inflammation qu'il faudroit d'abord attaquer, enſuite l'œdème, & finir par l'hydrocèle.

§. XXI. Dans l'ordre le plus naturel, l'enfant préſente plutôt la tête la premiere que toute autre partie de ſon corps; & ſi elle reſte long-tems à ſortir, il arrive très-ſouvent qu'il ſe forme deſſus une tumeur pâteuſe, quelquefois ſi conſidérable, que la tête en devient difforme. Les ſages-femmes & les gardes ſont, en pareil cas, dans l'uſage de frotter avec le dedans de la main la partie la plus ſaillante de la tumeur, & cela dans le deſſein de rendre à la tête ſa forme naturelle; ce qui ſeroit dangereux, ſi, pour faire ces frictions ſeches, elles appuyoient beaucoup ; mais, lorſqu'elles ne le ſont que médiocrement, ce frottement peut être utile à la diſſipation de l'infiltration qui forme la tumeur : néanmoins, afin de réuſſir plus facilement, il eſt bon de ſeconder cet effet par l'application de l'eau marine, dont nous avons déja parlé pluſieurs fois. Il eſt vrai qu'il arrive quelquefois que, malgré ces ſecours, la tumeur ne ſe diſſipe qu'en partie, & que le reſte ſe durcit plus ou moins; & c'eſt lorſqu'il s'y trouve du ſang épanché qui n'a pu ſe réſoudre : quand cela ſurvient, il ſe déclare une eſpece de phénomène qui paroît ſingulier à quiconque n'a jamais obſervé ce cas. En effet, le centre de la tumeur ſe ramollit peu-à-peu ſans qu'il y ait eu de rougeur à la peau ni de chaleur contre nature à la partie; ce ramolliſſement augmente par degrés & s'étend de même, tant en circonférence qu'en profondeur : on y ſent, par la ſuite, une fluctuation ſenſible avec pulſation manifeſte, dont chacune répond exactement au battement des arteres & à celui du cœur, enſorte qu'on diroit que la tumeur ſeroit anévriſmale. D'ailleurs, la circonférence la plus éloignée du centre de la tumeur, eſt quelquefois d'une ſolidité ſi grande, qu'on la prendroit volontiers pour appartenir aux os du crâne, tandis qu'au milieu de la

tumeur,

tumeur, il ſemble que les os y manquent; &, ce qui fortifie dans cette illuſion, c'eſt que, pour peu qu'on appuie dans cet endroit, le fluide s'échappe en partie de deſſous les doigts, comme s'il rentroit ſous le crâne. Mais, en y réfléchiſſant ſuffiſamment, l'illuſion ſe diſſipe; parce que ce qui y donnoit lieu, vient de ce qu'une partie du fluide comprimé, comprime à ſon tour l'eſpace membraneux voiſin des ſutures, pendant qu'une autre portion de ce fluide ſe gliſſe & ſe place en deſſous du caillot annulaire reſtant, qui étoit immédiatement poſé ſur le crâne même avant la preſſion.

Il réſulte de toutes ces remarques, l'indication de faire au cuir chevelu une inciſion cruciale qui traverſe le centre de la tumeur, pour en extraire le fluide épanché & le caillot de ſang reſtant; enſuite de rapprocher les quatre lambeaux les uns des autres au moyen de la ſuture ſeche : ces deux indications étant une fois remplies en ſuivant les régles de l'art, l'enfant guérit ordinairement fort aiſément & en fort peu de tems. Nous avons depuis long-tems l'obligation de ces lumieres à feu M. Petit le pere, notre confrere, dont nous avons déja parlé à l'occaſion de la ſection du frein de la langue des enfans nouveaux-nés.

§. XXII. Tant que les enfans ſont au ventre de leur mere & qu'ils ne remuent point, ils ſont ordinairement accroupis, pour être ſans doute réduits ſous le plus petit volume poſſible; enſorte qu'ils ont alors les jarrets très-pliés, ce qui ne peut être que les genoux ne ſoient fort élevés, les cuiſſes rapprochées du ventre, & par conſéquent les jambes des cuiſſes & les talons des feſſes. Quoique cette attitude des extrémités inférieures de l'enfant ſoit très-conſtante dans l'ordre naturel, nous avons néanmoins remarqué que les directions des cuiſſes & des jambes ne ſont pas toujours les mêmes, & que ces variétés produiſent divers effets dont il eſt utile d'être prévenu, afin d'y remédier de bonne heure lorſque cela devient néceſſaire.

Ces directions particulieres ſont au nombre de trois principales : dans la premiere, qui eſt la plus ordinaire, les jambes ſont croiſées à la Chinoiſe, ou comme les tailleurs les croiſent lorſqu'ils ſont à travailler ſur leurs établis : dans la ſeconde direction, qui, quoique rare, n'en eſt pas moins réelle, le deſſus de chaque pied eſt appliqué tout étendu ſur le bas du devant de la jambe dont il dépend; enſorte que, ſi l'on conſidere l'enfant couché ſur le dos, & qu'on ſoit placé du côté de ſes feſſes, ce ſont les talons qui ſe préſentent les premiers à la vue, comme ſi c'étoit deux eſpèces de moignons : dans la troiſieme direction, qui eſt à-peu-près auſſi rare que la précédente, mais qu'on ne peut révoquer en doute, les plantes des pieds ſont appliquées l'une à l'autre de la même maniere que quand l'on joint les deux mains à plat ſans croiſer les doigts.

Dans le premier cas, les jambes ſont donc croiſées; mais, ſoit que ce ſoit la jambe droite ou la gauche qui ſoit croiſée deſſus ou deſſous l'autre, elles ſont toutes deux un peu cambrées, de maniere que la convexité de la courbure eſt latérale externe, & par conſéquent celle qui eſt concave, latérale interne : néanmoins l'une & l'autre de ces courbures inclinent un peu vers les parties antérieures & les poſtérieures qui leur ſont correſpondantes.

Souvent ces courbures inquiétent les perſonnes qui ne ſont pas habituées à voir des enfans nouveaux-nés, parce que ces perſonnes comparent la forme des jambes de ces enfans avec celle des jambes des adultes reconnues bien conformées, ſans faire attention que, dans l'ordre naturel, tout le changement qui doit arriver peu-à-peu par la ſuite à cette courbure, fera qu'au lieu de préſenter une grande portion d'un petit cercle dans l'enfant qui vient de naître, elle ne repréſentera plus qu'une petite portion d'un bien plus grand cercle, lorſque l'enfant ſera parvenu à l'âge des adultes; enſorte que, quoique le nombre des degrés du cercle de ces deux courbures ſoit ou puiſſe être le même dans ces deux âges différens, cependant l'œil qui n'eſt pas habitué à voir de ces choſes, en eſt frappé ſi différemment, qu'il prend alors pour un état contre nature ce qui eſt dans l'ordre naturel le plus parfait. Ces remarques prouvent qu'il n'y a rien à faire dans ce cas, que de laiſſer agir la nature à ſon gré.

Dans le ſecond cas, qui eſt celui où les talons ſe préſentent comme des moignons, la direction des cuiſſes & des jambes eſt preſque parallèle; les cuiſſes ſe touchent, par leur partie latérale interne, dans toute leur longueur : il en eſt de même des jambes. Au contraire, dans le troiſieme cas, les cuiſſes & les jambes décrivent toujours enſemble, chacune de leur côté, une ligne plus ou moins courbe, dont la partie latérale externe de chaque genou forme à peu près le milieu de l'arc, ces deux parties étant les deux points les plus éloignés l'un de l'autre, de toute la longueur de chaque extrémité; ce qui produit une très-grande difformité.

On voit donc que, dans le premier cas où tout eſt naturel, les cuiſſes ſont médiocrement rapprochées l'une de l'autre, & les jambes exactement croiſées l'une ſur l'autre ; tandis que, dans les deux autres cas, tout y eſt extrême, quoiqu'en raiſon inverſe ; enfin que, pendant que dans le premier cas aucune partie n'a de difformité réelle, dans les deux autres tout y eſt difforme juſqu'aux articulations, ſur-tout celles des pieds avec les jambes, celles-ci étant des plus frappantes.

Or, pour ſaiſir juſte les indications curatives dans ces diverſes circonſtances, il s'agit de ramener d'abord, autant qu'il eſt poſſible, l'un & l'autre de ces termes extrêmes au moyen, en commençant par l'articulation des pieds. On parvient à déployer les pieds de deſſus les jambes, moyennant deux petites pelotes ou rouleaux de linge mollet, qu'on poſe ſur le cou de chaque pied, & qu'on maintient artiſtement avec une bandelette de linge déchiré, dont la longueur peut être de trois à quatre pieds ſur un pouce ou environ de large : on augmente journellement le volume des petites pelotes, juſqu'à ce que les pieds ſoient arrivés à leur direction naturelle. Lorſque les plantes des pieds ſont appliquées l'une contre l'autre, il faut avoir le ſoin de faire à chaque pied, avec une bande pareille à celle que nous venons de décrire, ce que les chirurgiens nomment le *bandage en étrier*, en ſorte qu'à chaque tour de bande, il tende à faire revenir la plante du pied en ſa place naturelle, en la tirant de dedans en dehors; puiſque, contre nature, elle ſe trouve être dans une poſition inverſe, au point que la malléole ou cheville interne eſt ſituée trop haut, & l'externe trop bas.

Quant aux cuiſſes & aux jambes, un ſeul & même moyen peut être utile dans l'un & l'autre cas : ce moyen eſt de mettre des couſſinets mollets entre les cuiſſes & les jambes, & de les y aſſujettir avec une bande, une fois au moins plus forte, plus longue & plus large que celle que nous venons de conſeiller pour les pieds. Dans un cas, c'eſt pour écarter les cuiſſes & les jambes les unes des autres; & dans l'autre cas, pour les rapprocher, avec cette différence néanmoins que, dans le premier de ces deux cas, on commencera par des couſſinets minces, dont on augmentera l'épaiſſeur par gradation; & que dans le ſecond, au contraire, les couſſinets ſeront d'abord fort épais, ſur-tout dans leur milieu, enſuite moins épais, & on finira par de minces.

On ſent que, dans ces cas, la nouvelle méthode d'élever les enfans ſans maillot & ſans aucune gêne, qui d'ailleurs eſt très-bonne pour les cas ordinaires, ne peut être ſuivie ici avec aucun avantage; que loin delà, ſi on n'avoit jamais fait uſage du maillot, il faudroit l'inventer pour ces deux cas, mais pour les extrémités inférieures ſeulement. Au reſte, il eſt bon d'avertir 1° qu'il ne faut point s'impatienter ſi on eſt quelquefois obligé de continuer ces ſoins pluſieurs mois de ſuite; 2° de ne point perdre de vue que plus les difformités ſeront conſidérables, & plus il ſera difficile de réuſſir, n'importe à quel degré, ſur-tout ſi on s'y prend tard; 3° que le vice de conformation du corps, des os, des cuiſſes & des jambes de ces enfans, quoique le plus apparent aux yeux de tout le monde, n'eſt pas le ſeul qu'on ait à combattre, ayant encore à détruire celui des articulations de ces os les uns avec les autres, & avec ceux de la partie inférieure du tronc, dont la perverſion influe toujours ſur la conformation du vuide du baſſin, en raiſon de ces deux ſortes de difformités; & cela, par rapport à la prodigieuſe puiſſance des muſcles qui avoiſinent ou entourent de toutes parts ces deux articulations : d'où il réſulte qu'il faut beaucoup de tems pour vaincre des réſiſtances qu'il ſeroit dangereux de vouloir dompter trop promptement.

Lorſque les extrémités inférieures des enfans nouveaux-nés, qui ont les cuiſſes & les jambes rapprochées l'une de l'autre dans toute leur continuité, ſont abandonnées aux ſoins de la nature, & que ces enfans ont pris leur dernier degré d'accroiſſement, le vulgaire dit alors, en voyant ces difformités, que les cuiſſes reſſemblent à des quilles, & les jambes à des bâtons de cotret; mais, comme ceci n'eſt bien frappant que dans l'adulte, on n'y fait pas d'attention pendant l'enfance; &, lorſque l'accroiſſement eſt pris, il n'eſt plus tems d'y remédier, parce que les os ont alors trop de ſolidité pour ſe prêter aux diverſes inflexions qu'on voudroit leur donner.

Mais, comme il eſt encore tems lorſque ces enfans commencent à marcher ſeuls, nous croyons utile de dire ce qui leur arrive alors, pour qu'on reconnoiſſe dans ce tems, ce dont ils ſont menacés pour toute leur vie; 1° lorſque ces enfans marchent, ils poſent le talon le premier; &, quand la plante du pied tend à appuyer à terre, elle le fait avec un bruit particulier, qui eſt comme ſi le reſſort de l'articulation ſe débandoit ſubitement & forcément; 2° les cuiſſes ſe frottent l'une contre l'autre dans toute leur longueur, juſqu'au point de s'écorcher quelquefois; 3° les genoux tendent même ſouvent à ſe croiſer; 4° au contraire, les jambes s'écartent l'une de l'autre, de maniere qu'elles décrivent enſemble un V conſonne renverſé, ſans doute pour donner plus de baſe & de ſoutien au ſujet, lors de la progreſſion.

A l'égard de la difformité oppoſée à celle-ci, elle eſt trop viſible dès la naiſſance, pour avoir beſoin d'autre détail que de la deſcription que nous en avons donnée. Nous préférons de terminer ces remarques de pratique par les réflexions ſuivantes; 1°. que, toutes les fois que, dans l'enfance, les extrémités inférieures du ſujet ſont mal conformées, le baſſin hypogaſtrique l'eſt auſſi; 2° que le ſens dans lequel les cuiſſes & les jambes ſont difformes, décide de la difformité du baſſin; & 3° que plus le degré de ces difformités eſt conſidérable, & moins le petit baſſin à de capacité.

D'où il réſulte que, ſi, dans les deux ſexes, les difformités que nous avons décrites ſont plus apparentes dans les hommes que dans les femmes, eu égard à la différence de l'habillement, d'un autre côté ces mêmes difformités peuvent devenir d'une bien plus grande conſéquence pour le ſexe féminin que pour le maſculin; ce qui eſt, à ce que nous croyons, trop évident pour avoir beſoin d'explication. On ne doit donc pas, ſous le ſpécieux prétexte que l'habillement cachera alors ces défauts, négliger de faire uſage des méthodes curatives dont nous avons fait part d'après notre propre expérience, ſur-tout pour le troiſieme cas.

§. XXIII. *Remarques ſur le Maillot.* La nouvelle maniere d'envelopper les enfans nouveaux-nés, ſans leur ſerrer la poitrine & le ventre avec des bandes, a, en général, beaucoup plus d'avantages que d'inconvéniens, pour les enfans qui ſont nés à terme, forts, vigoureux & bien conformés, ſurtout s'ils naiſſent dans une ſaiſon chaude ou tempérée. Les avantages ſont que, rien ne les gênant nulle part, ils ont tous leurs mouvemens libres, ce qui fait qu'ils ſe fortifient de plus en plus & de bonne heure; mais, s'ils ſont nés avant terme, il faut avoir l'attention de les tenir chaudement, ſans rien outrer, juſqu'à ce qu'ils ſoient parvenus au tems où ils auroient dû naître; afin d'imiter de ſon mieux, pour ce point, ce que la nature fait ordinairement lorſque l'enfant ne vient qu'à ſon terme complet. On ſent que cette précaution devient d'autant plus néceſſaire ſi la ſaiſon eſt froide. Ces mêmes précautions deviennent auſſi très-utiles pour les enfans qui, quoique nés à terme, ſont foibles de tempérament; ils ont encore beſoin que l'on continue ces précautions, juſqu'à ce qu'ils aient pris le deſſus.

D'ailleurs, nous croyons ne pouvoir nous diſpenſer d'avertir ici que, lorſqu'on veut élever les enfans foibles comme s'ils étoient forts, & cela à deſſein de les fortifier, la plûpart en ſont les victimes ; enſorte qu'il y a lieu de craindre qu'à force de vouloir avoir des enfans forts & vigoureux, on en conſerve peu. A cela on oppoſe ordinairement, que ſi, d'une part, on perd des enfans foibles & valétudinaires, on en eſt récompenſé, d'autre part, par la force de ceux à qui on a conſervé ou fortifié le tempérament ; ce qui étant enviſagé du côté du phyſique, peut être vrai. Mais, ſans vouloir trop nous mêler du moral, nous pouvons dire que nous avons vu périr tant d'enfans nés forts & vigoureux, & élever un ſi grand nombre d'enfans nés foibles, qui ſont devenus par la ſuite très-forts, moyennant les grands ſoins qu'on en avoit pris, que nous croyons de bonne foi, que dans l'ancienne méthode la population n'y perdoit rien, & qu'il eſt douteux qu'il en ſoit tout à fait de même dans la nouvelle ; c'eſt-à-dire, lorſqu'au lieu d'agir en appréciant les circonſtances ſuſdites, on voudra traiter indiſtinctement les enfans qui naiſſent foibles comme ceux qui naiſſent forts. Nous dirons plus, car l'expérience ne nous a déja que trop convaincus qu'on ne doit point être alors ſans crainte pour les plus robuſtes, ſur-tout dans les premiers tems de leur naiſſance. Néanmoins, qu'on ne penſe pas pour cela que nous voulions blâmer les bonnes intentions des perſonnes qui adoptent la nouvelle méthode, ou, pour mieux dire, qui abandonnent tout ce qu'il y a de mauvais de l'ancienne ; mais nous croyons seulement devoir les avertir de prendre garde qu'en s'éloignant avec raiſon d'un excès, de ne pas donner dans un autre non moins dangereux à quelques égards.

§. XXII. On a ſubſtitué aux bandes du maillot, les très-petits berceaux ; & on a fort bien fait, ſur-tout pour le jour, parce qu'alors, quand la mere n'eſt point couchée, elle peut donner aiſément à tetter à ſon enfant, ſans le ſortir de cette eſpece de petite créche portative : mais, cela n'étant pas tout-à-fait auſſi commode la nuit, on eſt dans l'habitude d'ôter l'enfant de ſon petit lit pour le mettre dans le grand de la mere, ce qui peut avoir des inconvéniens ſi on n'y prend bien garde : en effet, l'enfant qui piſſe ſouvent, mouille ce qui eſt ſous lui ; &, par conſéquent, ſon couché : il faut donc avoir le ſoin de changer ce couché toutes les fois qu'on en ſortira l'enfant, pour qu'il ne ſoit pas mouillé lorſqu'on l'y remettra.

Quant à mettre l'enfant dans le lit de la mere, nous ſçavons qu'il n'y aura pas froid, fût-il tout nud ; mais y reſtera-t-il toute la nuit ? Pour rendre les meres plus réſervées ſur cet objet, il ſuffira, ſans doute, de leur rappeller qu'il y a eu des enfans étouffés dans le lit de celles qui les nourrissoient, sans qu'on pût leur rien reprocher que l'imprudence d'avoir hazardé ce malheur. D'où nous concluons qu'il faut mettre l'enfant & son berceau à sec toutes les fois qu'on l'en sort, soit de jour, soit de nuit, & de ne point s'endormir avec l'enfant dans le lit.

§. XXV. On nous demande souvent si on peut, sans inconvénient ou avec avantage, assujettir les enfans à ne tetter qu'un certain nombre de fois toutes les vingt-quatre heures, &, en ce cas, comment il faut s'y prendre; à quoi nous répondons ordinairement, qu'il nous a paru qu'on ne devoit point faire cette entreprise qu'au bout de six semaines ou environ; mais que, passé ce tems-là, on pouvoit souvent commencer, sans inconvénient, à régler l'enfant, sur-tout dans tous les cas ordinaires, pourvu qu'on n'y procède que peu-à-peu; c'est-à-dire en divisant les momens de retard, de façon qu'on puisse, par exemple, gagner une heure ou environ le premier jour, deux le second, & ainsi de suite. En effet, nous avons vu quantité d'enfans qui, par ce moyen, ne tèttoient plus que cinq ou six fois en vingt-quatre heures, & qui ne s'en portoient que mieux, de même que leurs meres.

A la vérité, des nourrices à gages ne s'asſujettiroient pas aiſément à ces précautions raiſonnables; elles ont toutes des routines qu'elles ſe tranſmettent les unes aux autres, routines imaginées & ſoutenues par leur pareſſe, ſans s'embarraſſer du bien-être de leur nourriſſon. Elles ont, par exemple, grand ſoin de les bourrer de bouillie le ſoir, afin qu'elles puiſſent dormir toute la nuit ſans avoir beſoin de donner à tetter; en quoi elles réuſſiſſent preſque toujours, parce que la digeſtion de cet aliment eſt bien plus difficile à ſe faire, qu'un pareil volume de lait que l'enfant auroit tiré du ſein de ſa nourrice; pendant tout ce tems, l'enfant eſt abſorbé de cette fatigue, & comme dans un aſſoupiſſement comateux, auſſi ſont-ils alors ordinairement tout en ſueur à leur réveil: mais n'importe, la nourrice à bien dormi; elle eſt fort contente, & ſi on veut lui dire quelque choſe ſur ce ſujet, elle ne vous fait que des réponſes qui choquent le bon ſens.

§. XXVI. De la ſolution de la queſtion précédente en naît naturellement une autre, qui eſt de ſçavoir ſi, tant que l'enfant eſt à la mammelle, il ne doit vivre que du tetton. Pour donner clairement la ſolution de cette nouvelle queſtion, nous diſons qu'il ſeroit utile à l'enfant que, pendant les ſix premiers mois de ſa naiſſance, il ne vécût que de lait, en ſuppoſant néanmoins que la nourrice en ait suffisamment pour cela, sans que sa santé en fût altérée; mais, si on se trouve dans la nécessité de donner un supplément de nourriture à l'enfant, n'importe dans quel tems, nous préférons à de la bouille, de la panade bien claire & bien broyée, &c. comme nous l'avons dit ci-dessus §. IX, pourvu qu'on n'abuse point de ce supplément; car, en général, moins les nourrices donnent à tetter aux enfans, & plutôt leur lait se tarit, ce qui ne les met alors que trop souvent dans le cas de manquer de finir avantageusement la nourriture de l'enfant. D'ailleurs, ces nourrices deviennent plus sujettes à avoir des régles que les autres, & par conséquent, à redevenir grosses lorsqu'elles le hazardent, ce qui ne leur arrive quelquefois que trop souvent : ce n'est pas que nous croyions, avec le vulgaire, que toute nourrice qui n'est point réglée n'a pas à craindre de devenir enceinte; loin de-là, nous n'avons en effet que trop de preuves du contraire.

Quant au temps le plus convenable pour faire usage de supplément, il faut d'abord que ce soit le soir, de préférence au matin, à cause du repos de la nuit, ensuite deux fois par jour, à douze heures de distance l'une de l'autre; mais, pour en venir là, que ce soit le plus tard possible; à plus forte raiſon un plus grand nombre de fois par vingt-quatre heures. Il eſt eſſentiel auſſi, autant qu'on le pourra, de ne pas entremêler ces repas d'aucun aliment, ſur-tout de ſucreries; &, de celles-ci, abſolument aucunes qui ayent des corps ſolides dans leur intérieur, comme ſont la plûpart des dragées, parce qu'on a des exemples d'enfans qui en ont péri étouffés, ces dragées étant accidentellement tombées dans le conduit de la trachée-artere, au lieu d'avoir paſſé par celui de l'œſophage.

§. XXVII. S'il eſt important pour l'enfant qui eſt à la mammelle de vivre d'un bon régime, il ne lui eſt pas moins utile que ſa mere en faſſe autant en l'alaitant; cependant la plûpart des femmes de la ville font ordinairement, ſur ce ſujet, un raiſonnement qu'elles croyent très-conſéquent: en effet, elles nous repréſentent que, quoique les femmes de la campagne, qui nourriſſent leurs enfans, ne mangent point des alimens bien ſucculens, ces mêmes enfans ne s'en portent pas moins bien pour cela, d'où elles concluent que le régime n'eſt pas plus néceſſaire pour elles que pour ces campagnardes. Mais elles ne font pas attention que la vie laborieuſe des villageoiſes, & le grand air dans lequel elles vivent, donnent en général beaucoup de puiſſance à leur eſtomac, pour bien façonner

ner la matiere prochaine du chyle, quoique provenant d'alimens groſſiers, tandis que, dans les villes où l'air n'eſt pas ſi pur, la vie ſédentaire y eſt cauſe qu'avec des alimens très-ſucculens, il n'arrive que trop ſouvent que le chyle eſt médiocrement bon. Si donc on ajoute du mauvais régime à ces principes déſavantageux, il faudra bien que les enfans, & toute la population qui en proviendra, s'en reſſentent; auſſi trouve-t-on, toutes choſes égales entr'elles, que les gens de la campagne ſont, en général, bien plus ſains & plus vigoureux que ceux de la ville : d'où il réſulte que les dames doivent beaucoup s'obſerver dans leur régime, ſi elles veulent réuſſir à tous égards en nourriſſant leurs enfans. Mais, dira-t-on peut-être, quel régime faut-il ſuivre ? Que chacun conſulte le bon ſens, (d'après ce que nous venons d'expoſer,) & il ſera bien guidé.

§. XXVIII. Nous en pourrions preſque dire autant ſur les corps durs que l'on faiſoit porter ci-devant aux petits enfans des deux ſexes; car nous adoptons, à tous égards, ce qu'en a dit M. Des-Eſſarts, D. M. P. dans ſon *Traité de l'Education corporelle des Enfans en bas âge*, *&c.* auquel nous renvoyons. On y verra avec ſatisfaction, qu'au moyen des conſeils que cet auteur donne ſur ce ſujet, on évitera que les filles ayent un gros ventre, comme l'ont presque tous les enfans qui sont élevés sans porter aucun corps; & que l'usage des corps durs sont plus propres à détruire la bonne conformation & la vigoureuse santé, qu'à conserver ni l'une ni l'autre; nous en pouvons dire autant de l'usage des lisieres & des chariots, pour aider les enfans à marcher dans leur bas âge; & c'est encore en quoi la méthode qu'on vient d'adopter, a des avantages infinis sur celle que l'on quitte avec raison.

Nous avons d'ailleurs remarqué que, dans l'ancienne maniere d'apprendre à marcher aux enfans, la plûpart, pour ne pas dire presque tous, devenoient très-sujets à porter la pointe des pieds plus ou moins en dedans; au lieu que ceux qui sont abandonnés à eux-mêmes n'acquierent point ce défaut, parce que, sans doute, en s'essayant de très-bonne heure à se relever de terre, ils sont obligés d'écarter beaucoup les jambes pour se donner une base ou assiette plus ferme, & que de-là part la bonne disposition de la plante des pieds.

A la vérité, dans cette nouvelle maniere d'élever les enfans presque tout nuds, & par conséquent la tête point couverte, ils sont très-sujets à avoir les oreilles à la turque, c'est-à-dire, leur partie supérieure trop éloignée de la tête, parce que, dans les tentatives que ces enfans font très-souvent pour se relever de terre, tant dans les commencemens que pendant nombre de mois de suite, toutes les secousses de leur tête nue en sont cause ; mais il n'est pas difficile d'éviter cette difformité, sur-tout pour les filles, en leur mettant un petit bandeau de toile seulement, qui leur retienne la partie supérieure des oreilles près de la tête. Quant aux garçons, peu importe à bien des égards.

§. XXIX. On sçait, de tems immémorial, que les enfans à la mammelle sont très-sujets aux croûtes laiteuses, aux oreillons & à la chassie. Le vulgaire donne ordinairement le nom de *gourme* à ces fausses éruptions cutanées, parce qu'il compare ces états à celui par lequel passent communément les chevaux, lorsqu'ils sont parvenus à l'âge de quatre, de cinq ou de six ans : en quoi le vulgaire n'a pas tout-à-fait tort ; car toutes ces exsudations lymphatico-laiteuses sont, en effet, autant de dépurations de la masse du sang, dépurations qu'il faut laisser épuiser & non supprimer (*a*).

(1) Ces enfans se trouvent très-bien, en pareil cas, de l'infusion de racine de canne de Provence, à la dose de demi-gros par pinte, bouillie comme si c'étoit du chiendent, dont on leur fait boire le plus souvent que l'on peut, & pen-

Nous avons remarqué ſur ce ſujet; 1° que les enfans que nous recevons, ont rarement de ces eſpeces d'éruptions cutanées; &, lorſqu'ils en ont, elles ne ſont ordinairement ni conſidérables ni de longue durée. Ne pourroit-on pas attribuer ce bon effet, à ce qu'en a avancé M. le chevalier Digbi? & par conſéquent, à ce que nous faiſons depuis très-long-tems, comme nous l'avons dit ci-devant §. XVII.

2° Que, lorſqu'il doit ſe faire de ces exſudations, les enfans deviennent valétudinaires; mais, ſi-tôt que le ſuintement commence à paroître, la ſanté de l'enfant ne tarde pas à devenir moins mauvaiſe, & cette amélioration devient par la ſuite d'autant plus conſidérable, que ces liqueurs hétérogènes ſortent promptement & abondamment.

3° Que, ſi, dans le cours de cette criſe ſalutaire, quelque choſe la ſupprime ſubitement, non-ſeulement l'enfant retombe

dant long-tems. C'eſt le remede ſouverain des Provençales & des Languedociennes lorſqu'elles ſont en couches. Les Pariſiennes, qui en font uſage *en pareil cas*, s'en trouvent auſſi très-bien, de même que celles qui ont ce que la vulgaire nomme le *lait répandu* : la racine de garance remplit les mêmes vues dans tous ces cas. *Voyez* pour les enfans en particulier, ce que nous diſons dans le §. XXXIII, qui traite du rachitis ou nouage.

malade, mais il n'eſt alors que trop en danger de perdre la vie par des aſſoupiſſemens comateux, accompagnés de fiévre ardente, & ſuivis de convulſions mortelles, contre leſquelles toutes les poudres abſorbantes que l'on eſt dans l'uſage de donner à ces enfans, ne font, en pareilles circonſtances, qu'accélérer leur perte, en les conſtipant.

4° Que l'émétique, les kermès, l'ipécacuanha & autres médicamens, ſoit évacuans, ſudoriques, fondans, qui ſemblent être indiqués à bien des égards, ne réuſſiſſent point en pareils cas; qu'il n'y a alors que les véſicatoires, appliqués derriere les oreilles ſi le ſuintement de ces parties eſt ſupprimé, ou ſur le cuir chevelu lorſque les croûtes laiteuſes occupoient le deſſus de la tête ou le viſage, ou enfin n'importe le lieu qu'occupoient ci-devant ces croûtes; il n'y a, diſons-nous, que ce médicament qui puiſſe être de quelqu'utilité, conjointement avec la ſaignée du pied. Mais, ſi ces moyens ne peuvent point faire revenir l'exſudation, l'enfant ſuccombe à ſes maux; d'où il réſulte :

5° Qu'il eſt de la plus grande importance, pour la conſervation de la vie ou de la ſanté de l'enfant, de ne rien faire qui puiſſe interrompre le cours de ces exſudations, juſqu'à ce que toutes ces liqueurs hétérogènes ſoient épuiſées. On reconnoît aiſément que la criſe eſt finie, parce qu'alors l'exſudation diminue journellement & par degrés, & que la ſanté de l'enfant, au lieu d'être ébranlée par cette diminution, ſe fortifie de plus en plus. Quant à la durée de la ſortie de ces humeurs, on ne peut rien fixer de poſitif, non plus que ſur la quantité qu'il en doit ſortir, n'y ayant point de ſigne pour la déterminer : tout ce qu'on peut dire ſur ce ſujet, c'eſt que cette criſe eſt ordinairement très-longue à ſe faire lorſqu'elle eſt ſalutaire.

Les topiques dont on fait utilement uſage en pareil cas pour faire tomber les croûtes & détacher les linges qui ſe collent deſſus, ſont des ſubſtances onctueuſes, douces & balſamiques, comme le lait chaud, la crême, le beurre frais, celui de cacao; ſur-tout pour le viſage, ſur lequel on eſt quelquefois obligé de mettre un maſque de papier brouillard, enduit de quelques-uns de ces corps gras. Il faut alors renouveller ce maſque pluſieurs fois par jour, ſans rien arracher; & empêcher ces enfans d'y porter les mains. A l'égard des oreillons, & ſur la tête, on ſçait que ce ſont des linges fins, doux & blancs de leſſive, dont on doit ſe ſervir pour faire ces applications. Quant à la chaſſie, il ſuffit de rayer ſouvent du lait dans les yeux; mais il faut bien prendre garde d'arracher les cils, car, ces poils une fois tombés, il n'en revient point d'autres pour les remplacer.

§. XXX. Lorſque la gourme des petits enfans vient à tranſſuder par les pores de la ſuperficie des premieres voies, au lieu de ſortir par ceux de la peau, elle produit une maladie que le vulgaire nomme *le meuguet*. Cette maladie eſt beaucoup plus commune dans les hôpitaux que dans les maiſons particulieres; parce que, comme elle eſt très-contagieuſe pour les enfans à la mammelle, elle fait bien du ravage lorſqu'ils ſont un grand nombre enſemble.

Quand l'enfant eſt menacé de cette maladie, il a beau bien tetter, & même de fort bon lait, il ne profite plus; loin delà, il dépérit bien vîte, & ſon aſpect ne tarde pas à devenir celui des vieillards décrépits, parce que, chaque fois qu'il vient de tetter, il rejette tout de ſuite le lait qu'il a pris; ce qui eſt ordinairement accompagné de fiévre ardente, de devoiement ſéreux, ſoit grisâtre, ſoit verdâtre, & quelquefois partie l'un, partie l'autre. L'enfant eſt en même tems tourmenté nuit & jour de tranchées, leſquelles ne lui permettent de prendre aucun repos, ſans cependant lui donner des convulſions, au moins ordinairement; car, de tous ceux que nous avons vus, aucun n'en a eu.

Peu de jours après ces premiers accidens, & quelquefois en même tems qu'eux; il se déclare des aphtes dans la bouche, dont le plus souvent les premieres qu'on apperçoit, sont au bord du dedans des lévres, sur-tout de la supérieure, & au milieu. Bientôt après, ces aphtes sont suivies de taches blanches, dispersées çà & là au-dedans de la bouche; ces taches, qui sont souvent d'une figure irréguliere, ne tardent point à s'étendre & à se joindre les unes aux autres, jusqu'au point de tapisser tout l'intérieur de la bouche, de même que la langue. Pendant ce tems, le fondement de l'enfant, qui extérieurement avoit rougi, s'écorche; il en suinte des humidités glaireuses, qui se durciroient en croûtes laiteuses, si, au lieu d'être continuellement délayées, tant par les urines que par les liqueurs excrémenteuses qui sortent du fondement, elles étoient exposées au seul contact de l'air : cela est si vrai, que les premieres aphtes qui paroissent aux lévres, deviennent, peu de jours après, des croûtes.

D'ailleurs il arrive quelquefois que l'enfant a en même temps le meuguet & des croûtes laiteuses sur la peau, n'importe de quelle partie; & que cette crise ainsi partagée, est tant à la charge qu'à la décharge l'une de l'autre; ce qui semble indiquer l'usage des vésicatoires dès le commencement du meuguet, afin de décharger les premieres voies composées d'organes si essentiels à la vie, & de charger la peau, puisque l'éruption qui se porte de ce côté est très-salutaire, (comme nous venons de le prouver dans le paragraphe précédent,) tandis que celle qui se porte de l'autre côté est si dangereuse. Mais les essais qu'on en a faits, peut-être un peu trop tard, n'ont pas répondu aux espérances qu'on avoit formées en saisissant cette indication, sans doute parce que la fiévre ardente qui accompagne toujours le meuguet, s'y oppose d'autant plus alors, que les premieres voies ne font plus aucunes fonctions propres à réparer la déperdition des sucs nutritifs, si nécessaires au soutien de l'économie animale.

On trouve, en effet, dans ceux de ces enfans qui succombent à cette cruelle maladie, toutes les premieres voies tapissées de cette matiere crasse, comme crêmeuse en-dessus & fromaguese en-dessous; & cela, depuis l'intérieur des lévres jusqu'à celui du fondement; ensorte que la bouche, l'estomac & tous les intestins en sont comme doublés; nous en avons vu dont l'épaisseur de cette substance hétérogène, (y compris le velouté des parties, qui s'y trouve toujours comme incorporé,) surpassoit la sixieme partie d'un pouce. On voit quelquefois tomber des portions considérables de ces croûtes pâteuſes, dans les enfans qui ont le bonheur d'échapper à cette cruelle maladie. Lorſque celles de la bouche ſe diſpoſent à ſe ſéparer, dans ceux-ci, elles commencent par ſe gercer çà & là. Ces gerçures ſe multiplient enſuite peu-à-peu; & lorſqu'il y en a aſſez pour que quelques portions s'en trouvent entourées, alors elles ſe ſéparent, laiſſant la place où elles étoient ci-devant, auſſi vive que ſi la partie qu'elles tapiſſoient étoit écorchée, mais cependant ſans ſaigner, excepté qu'on n'ait voulu les aider à ſe détacher. On trouve dans ce même temps beaucoup de fragmens plus ou moins grands de ces eſpeces d'exfoliations dans les couches, ce qui dure ordinairement peu de jours : pour lors la ſanté de l'enfant recommence à prendre faveur, la criſe étant cenſée finie ſi-tôt que ces exfoliations ſe font au gré de la nature. La durée totale de cette maladie eſt ordinairement de quinze jours ou trois ſemaines pour les enfans qui en échappent. Quant à ceux qui en périſſent, rarement dure-t-elle autant, & très-ſouvent beaucoup moins.

Nous ne connoiſſons point encore de vrais remèdes ſalutaires pour cette maladie lorſqu'elle eſt parvenue à ſon état, il faut qu'elle ait alors ſon cours juſqu'à la fin :

mais nous en avons vu qui nous ont paru abréger la vie de l'enfant, comme, par exemple, les médicamens ſoit acides, ſoit aſtringens, ſoit abſorbans, antiſpaſmodiques, &c. Il nous a encore paru qu'il falloit ſe borner à l'uſage du tetton, tant que l'enfant peut tetter; &, lorſqu'il ne le peut plus, lui donner peu-à-peu, avec une petite cuiller, du lait tout nouvellement rayé. Au reſte, le peu que nous expoſons ici ſur ce ſujet, n'eſt que le réſultat de notre expérience. Si les perſonnes qui ſont plus à portée que nous d'obſerver cette maladie vouloient bien faire part de leurs lumieres, elles rendroient ſûrement un grand ſervice à l'humanité; & nous, en notre particulier, leur en ſerions bien obligés.

§. XXXI. Quant aux convulſions des enfans à la mammelle, il s'en faut de beaucoup que les cas dont nous venons de parler au §. XXIX, ſoient les ſeuls qui les produiſent; on eſt en effet très-convaincu du contraire. D'ailleurs, les enfans en bas âge ſont ſi diſpoſés à ce fâcheux accident, qu'il y en a peu qui, pendant le ſommeil de la plus parfaite ſanté, n'aient momentanément plus ou moins de petits mouvemens convulſifs, aſſez ſemblables à ceux qu'ont, en dormant, les petits chiens & les petits chats: enſorte qu'il n'eſt pas étonnant que, dans les états maladifs auxquels les enfans ſont ſi ſujets durant le cours de l'alaitement, ils ſoient ſi ſouvent attaqués de convulſions générales.

Mais, comme cet accident ſi dangereux n'eſt ordinairement qu'un effet, que cet effet a toujours ſa cauſe, ſi on n'attaque pas directemeut cette cauſe, il eſt très-rare qu'on réuſſiſſe à diſſiper utilement ſon effet. Or, comme les convulſions peuvent dépendre de quantité de cauſes différentes les unes des autres, il ne faut point ſe flatter, comme on ne le fait que trop ſouvent, de réuſſir alors en employant les prétendus ſpécifiques contre les convulſions; car cette ſécurité n'a que trop cauſé de chagrins aux familles qui ont le malheur de s'y livrer avec trop de confiance. Ce n'eſt pas que nous prétendions pour cela que ces divers moyens ne valent rien; loin de là, puiſqu'il eſt prouvé, par exemple, que les poudres abſorbantes ſont auſſi utiles dans les dévoiemens ſéreux, qu'elles ſont nuiſibles quand les enfans ſont conſtipés : ainſi, le plus grand mérite de toutes ces poudres conſiſte dans la bonne application qu'on en peut faire, comme acceſſoires à la cure; & que cette application doit être dirigée par des perſonnes éclairées dans l'art de guérir. D'où il réſulte qu'au lieu de chercher à temporiſer avec ces moyens bannaux, il faut, ſans perdre de tems, appeller ſon médecin ſi-tôt que l'enfant tombe malade, ſoit que les convulſions ſe ſoient déclarées ou non ; & on fera très-bien.

§. XXXII. *Du Sevrage.* Le ſevrage n'eſt, à proprement parler, que la ceſſation totale de l'alaitement de l'enfant. Pour faire cette entrepriſe, il y a deux tems différens, l'un de néceſſité, & l'autre d'élection. Dans le premier, on eſt ſouvent forcé de ſevrer l'enfant, lorſque des circonſtances inopinées y déterminent; au lieu que dans le ſecond, on peut s'y déterminer volontairement : or comme tous les humains deſirent naturellement leur bien-être, & que celui de la ſanté en eſt un des plus précieux, il convient de fixer le tems où il eſt le plus avantageux de prendre le parti de ſevrer l'enfant, lorſqu'on eſt le maître de faire ce choix ; & c'eſt par où nous allons commencer.

Lorſqu'on nous demande juſqu'à quel âge il convient de laiſſer tetter l'enfant, nous répondons, juſqu'à ce que l'enfant ait vingt dents, néanmoins autant que cela devient poſſible, ſans de grands inconvéniens. Ce n'eſt pas que nous croyons qu'il ſoit abſolument impoſſible de réuſſir ſans ſuivre ſtrictement cette régle; mais, quand on nous demande conſeil, nous devons non ſeulement nous faire un devoir de le donner bon, mais encore le meilleur poſſible ; or, comme nous penſons que, pour ſevrer l'enfant, on ne peut mieux faire que d'attendre qu'il ait toutes ſes dents de lait, n'importe à quel âge les dernieres de ces vingt dents ſoient ſorties (*a*), nous ne devons point balancer à le dire, quoique nous n'ignorions pas que la multitude s'élevera contre notre ſentiment. Voici nos raiſons; & nous prions nos lecteurs de faire attention qu'elles ſont le réſultat d'une expérience conſommée.

Lorſqu'on vient de ſevrer un enfant, & qu'il tombe malade pour la ſortie des dents, ſa bouche devient ſouvent brûlante; il ne veut plus manger, il ne fait que boire. Le dévoiement ſéreux le prend; &, s'il dure long-tems, ce flux le jette dans le maraſme; on ne ſçait plus que lui donner de vraiment utile, & pluſieurs en périſſent: ſi on leur avoit conſervé le tetton, ç'auroit été leur conſolation & celle de la nature. En effet, on voit, en pareil cas, ces pauvres

(*a*) On trouve dans le livre de M. Des-Eſſarts, dont nous avons déja parlé, que la plûpart des enfans ont vingt-deux dents à l'âge de douze ou quinze mois, au lieu que c'eſt à vingt-deux mois que la plûpart des enfans ont douze ou quinze dents; c'eſt une faute d'impreſſion, dont l'auteur nous a fait l'aveu, & à qui nous avons promis de faire cette note, en attendant qu'il paroiſſe une nouvelle édition de ſon livre.

petits enfans se jetter dessus avec avidité, tetter quelques gorgées, & y revenir souvent; ce qui, en les nourrissant, leur rafraîchit la bouche, leur ramollit les gencives, & par conséquent les détend; ce qui facilite aux dents, de les amincir & de les percer. Il n'y a pas de miel, de cervelle de liévre, de moëlle de cerf, de graisse d'ours, &c. qui vaillent, pour cela, le lait de femme fourni par la suction.

Or, comme pour sortir, les dents sont très-sujettes à faire tomber malades les enfans, & même à plusieurs reprises, jusqu'à ce qu'elles soïent toutes sorties; & que, lors de leur sortie, l'alaitement adoucit mieux cet état que tout ce qu'on pourroit faire pour servir d'équivalent, nous croyons être autorisés à dire qu'on fera toujours bien de laisser l'enfant au tetton jusqu'à ce qu'il ait toutes ses dents de lait. Il y a grande apparence que, dès les tems les plus reculés, les enfans tettoient jusqu'à ce qu'ils eussent toutes ces dents; car il est de notoriété publique, que l'époque de cette dénomination de *dents de lait*, est presqu'aussi ancienne que le monde; ainsi nous ne faisons ici que rappeller les usages de nos anciens peres, qui suivoient en cela le vœu de la nature. Il n'y a donc pas, à notre avis, d'autre tems d'élection à limiter.

A l'égard du tems de nécessité pour sevrer les enfans, il peut avoir diverſes cauſes déterminantes, qu'il eſt utile de connoître & d'apprécier. Une de ces cauſes eſt impérieuſe; car elle dépend abſolument de la volonté de l'enfant, & d'elle ſeule : en effet, dans ce cas qui nous ſurprend toujours, l'enfant ſe ſevre de lui-même, quoique la nourrice puiſſe avoir encore beaucoup de bon lait; il n'en veut plus, ni n'en veut point accepter d'autre. Nous ſommes convaincus de la réalité de ce fait; nous dirons même plus, nous avons vu quelques enfans prendre alors une averſion ſi grande pour le lait, qu'ils crioient, non ſeulement ſi-tôt qu'on leur en préſentoit, mais auſſi quand par haſard ils en voyoient. Un, entr'autres, ne pouvoit point ſoutenir la vue de l'orgeat: cette eſpèce de phénomène dans ce genre, eſt bien étonnant ſans doute; cependant ce n'eſt pas encore là le plus ſurprenant; c'eſt qu'aſſez ordinairement cette averſion pour le lait, vient plus ſouvent ſubitement que lentement; & cela, ſans aucune maladie, ni même indiſpoſition. Il ſemble, au contraire, que ce ſoit une preuve de forte conſtitution, la plûpart ayant alors leurs dents de très-bonne heure : nous en avons vu en effet qui, à un an, en avoient déja ſeize. Nous ne prétendons pas dire pour cela que toutes les fois qu'à cet âge, ces enfans auront acquis ce même nombre de de dents, ils ſe dégoûteront toujours du tetton, ſans que le lait en ſoit devenu mauvais; mais que plus le tempérament des enfans eſt fort & vigoureux, plus promptement leurs dents ſortent, & que, par raiſon inverſe, plus les enfans ſont tardifs aux dents, & plus leur complexion eſt foible; ceci eſt en général ſi vrai, que la plupart ſont pour lors menacés du nouage, maladie qui n'eſt que trop commune, mais dont nous ne dirons notre ſentiment qu'après avoir détaillé les autres cauſes déterminantes du ſevrage.

Une des plus ordinaires eſt, lorſque le lait de la perſonne qui alaite l'enfant s'épuiſe avant que toutes les dents de lait ſoient ſorties, & que, par exemple, la mere qui aura entrepris la nourriture, ne veut point donner de nourrice à ſon enfant; ou bien que, lui en ayant d'abord donné une, il répugne invinciblement au changement de lait, (quoiqu'en lui-même, ce changement ne puiſſe avoir aucun inconvénient, ſi on donne à l'enfant une meilleure nourrice que celle qu'il avoit,) il faudra bien qu'en conſéquence de ces répugnances, l'enfant ſoit ſevré.

Une autre cauſe, non moins ordinaire que la précédente, qui peut auſſi déterminer à ſevrer l'enfant, c'eſt lorſque la mere ou la nourrice de louage ſont devenues grosses avant que la dentition susdite soit complette : on peut comprendre sous cette cause déterminative du sevrage, toutes les fois que le lait sera dégénéré, & par conséquent devenu de mauvaise qualité, quoiqu'il n'y ait point de grossesse; enfin quand la nourrice quelconque tombe dangereusement malade, & qu'on ne veut absolument pas donner une autre nourrice à l'enfant. Pour tous ces cas, les peres & les meres peuvent prendre leur parti, sans demander conseil à personne; mais il n'en est pas tout-à-fait de même, quand c'est l'enfant qui devient malade : car alors nous croyons que ce seroit manquer de prudence, que de ne pas consulter son médecin, avant que de se déterminer à ôter le tetton à l'enfant.

Mais n'importe dans quel tems & par quelle raison on veuille se déterminer à sevrer l'enfant qui se porte bien. Comment faut-il s'y prendre? est-ce tout-à-coup, ou peu-à-peu qu'il faut prendre son parti? Les avis sont partagés sur ce sujet; les uns voulant que ce soit de la premiere maniere, & les autres de la seconde : chacun de ces partis ont leurs avantages & leurs inconvéniens, qui, tout bien considéré, sont si équivalens respectivement les uns aux autres, qu'ils ne méritent pas, suivant nous, d'être discutés à fond; ce qui nous engage à laisser agir à leur volonté, les personnes qui ont le droit naturel de prendre alors leur parti, d'autant plus que, ſur ce point, la plupart ont preſque toujours ſuivi, & continueront vraiſemblablement de ſuivre, plutôt le conſeil des femmes de leur connoiſſance, que celui de leur médecin, &c. On en peut dire autant pour les précautions que les nourrices, meres ou autres, devroient prendre toutes les fois qu'on leur ôte leurs nourriſſons, & qu'elles ont encore abondamment de quoi les nourrir; quoique la plupart d'entr'elles ne ſoient que trop ſouvent la dupe de leur négligence ou de leur imprudence, ne pouvant pas ſe perſuader qu'elles devroient ſe conſidérer, pour ainſi dire, alors, comme ſi elles venoient d'accoucher; & qu'en conſéquence, elles devroient agir de même.

Quant aux eſpèces d'alimens que l'enfant ſevré doit prendre, & au tems le plus utile pour en faire uſage, notre ſentiment eſt de régler l'enfant à quatre petits repas par jour, leſquels ſeront d'abord de ſoupe ou de panade, ſoit maigre, ſoit graſſe, ou bien de riz, ſoit au lait, ſoit au bouillon, ou encore du gruau, de la ſemoule ou du vermicelle, &c. & pour boiſſon beaucoup plus d'eau que de vin. Au reſte, dans le courant de la journée, il eſt utile de mettre, de tems en tems, à la main de l'enfant, une petite croûte de gros pain raſſi, bien ſec, & d'une forme longuette, pour lui ſervir de hochet, jusqu'à ce que toutes ses dents de lait soient sorties, & il s'en trouvera très-bien, comme de lui faire faire beaucoup d'exercice en plein air, sur-tout lorsqu'il fait beau.

§. XXXIII. Du *rachitis*, vulgairement dit *le nouage*. Dans cette maladie, qui ne vient ordinairement qu'au sevrage, les os se ramollissent; ce qui fait perdre la forme naturelle des os longs, comme sont ceux des extrémités tant supérieures qu'inférieures, sur-tout de celles-ci, à cause de la pesanteur du corps qui les fait plier en différens sens, suivant, sans doute, que la continuité des os est plus ou moins affectée, soit réguliérement, soit irréguliérement, non seulement dans leur continuité, mais aussi daus leurs articulations les uns avec les autres, qui sont les lieux par où commence presque toujours le ramollissement; parce que, ces parties étant les plus spongieuses, elles sont aussi les plus susceptibles de souffrir du gonflement: d'ailleurs, la superficie qui circonscrit leur circonférence, a moins de solidité que celle du corps de l'os, dont elles sont une continuité non interrompue.

Quant à la direction qu'affectent alors le plus souvent les os longs, elle nous paroît dépendre essentiellement de la puissance des muscles qui y sont attachés; aussi voit-on que, tandis que la convexité de leur courbure ſe trouve du côté où il y a le moins de ces maſſes charnues, au contraire, leurs concavités ſont, pour ainſi dire, remplies par ces maſſes muſculeuſes, qui, étant les organes de tous nos mouvemens, forcent les os longs où elles ſont attachées, à rapprocher, plus qu'elles ne devroient, l'une de l'autre leurs extrémités; enſorte que le corps de l'os ayant alors moins de réſiſtance que les muſcles n'ont de puiſſance, ceux-ci font céder ceux-là : ce qu'ils ne peuvent faire qu'en leur faiſant décrire une ligne plus ou moins courbe, ſuivant que la continuité de l'os cède plus ou moins à l'effort que l'agent ſuſdit exerce momentanément ſur lui, mais très-ſouvent. Et ſi, en général, la courbure des os des cuiſſes & des jambes eſt toujours, toutes choſes d'ailleurs égales, plus conſidérable que celle des bras & des avant-bras, c'eſt que le poids du corps n'agit point du tout ſur ceux-ci, & qu'au contraire il agit très-puiſſamment ſur ceux-là (*a*), comme nous l'avons déja

(*a*) Nous n'entrerons point ici dans un plus grand détail ſur les cauſes ſecondaires de la courbure des os; les bornes que preſcrit la voie que nous avons jugé à propos de prendre actuellement pour écrire ceci, ne nous permettant pas de nous étendre davantage préſentement; & c'eſt en plus grande partie pour cette même raiſon, que nous n'avons rien dit du tout ſur la cauſe premiere du ramolliſſement des os.

dit plus haut. Ce qui indique de ne faire marcher ces enfans que le moins que l'on peut, jusqu'à ce qu'on y ait porté un remède suffisant, remède dont nous parlerons amplement plus bas. D'ailleurs, comme il est très-certain que plus les os sont spongieux, & plus ils sont susceptibles de se gonfler en perdant de leur solidité, tous les os qui entrent dans la composition de l'épine, depuis la tête jusqu'au bas du dos, se gonfleront donc, ce qui, en leur faisant perdre de la solidité, pourra leur permettre de s'affaisser lorsque l'enfant sera debout; &, en s'affaissant irréguliérement à la colonne épiniere, de prendre des courbures contre-nature, à raison de quoi il sera encore important de lever l'enfant le moins que l'on pourra pendant tout le traitement.

Les auteurs qui ont traité du *rachitis*, & il y en a beaucoup, ont indiqué les différens moyens qu'ils ont crus les plus utiles pour guérir cette maladie (*a*). Nous n'en blâmons aucun; mais, comme ces auteurs

(*a*) Elle est très-exactement décrite dans les excellens Aphorismes de Boerhaave, qui sont entre les mains de tous les gens de l'art de guérir. On y trouve en effet, dans un laconisme admirable, le tems où le *rachitis* parut en Europe, les âges dans lesquels les enfans en sont le plus ordinairement attaqués, les divers degrés de cette maladie, ses signes, ses symptômes, ses causes & sa cure.

n'ont pas mis la racine de garance au nombre de ces moyens, au moins comme le ſpécifique le moins fautif dans ce cas, & que depuis très-long-tems nous avons ſur ce ſujet une expérience que nous oſons dire conſommée, ſans cependant que nous ayons la ſatisfaction de voir que cette méthode ait été accréditée par les praticiens de nos jours, nous croyons donc devoir la leur expoſer ici de nouveau, puiſqu'on réuſſit très-ſouvent en ſe conduiſant comme il ſuit.

On prendra racine de garance ſéche, bien mondée & coupée par petits morceaux, un gros; on l'enfermera dans un nouet de linge, qu'on fera tremper à froid, le ſoir, dans ſeize onces d'eau bonne à boire ; & le lendemain matin, on fera bouillir cette infuſion à petit feu, pendant une heure ou environ, avec demi gros de ſel végétal, pour aider à extraire la teinture de la garance ; & ſur la fin de l'ébullition, on y ajoutera demi-once de miel blanc : on laiſſera repoſer & refroidir la liqueur ; puis on la tranſvaſera pour en faire uſage, en y mêlant un huitieme ou environ de bon vin blanc.

On fera prendre à l'enfant, s'il eſt ſevré, la moitié de cette boiſſon, & le lendemain l'autre moitié, en diſtribuant cette quantité à volonté dans le courant de la journée ; ce que l'on continuera ſans relâche pendant pluſieurs mois de ſuite, & même une année, ſi cela devient néceſſaire; & ſi l'enfant eſt encore à la mammelle, il faut que ce ſoit la nourrice qui prenne ce médicament, mais en quantité double chaque jour, enſorte que les doſes ſuſdites dureront deux jours pour l'enfant & qu'un ſeul pour la nourrice.

L'effet le plus ordinaire de cette boiſſon, eſt de provoquer un cours abondant d'urines; de débouffir toutes les parties du corps, & de les fortifier. On obſerve que les excrémens & les urines ſont teints en rouge, & que la ſueur l'eſt quelquefois auſſi, mais très-rarement, excepté que l'enfant ne ſoit roux; ce dont il eſt bon d'être averti, tant pour s'aſſurer ſi on exécute ce qui eſt preſcrit, que pour éviter qu'on ne ſoit effrayé de cette teinte des excrétions, & qu'en conſéquence on ne ſe dégoûte mal-à-propos de continuer le traitement.

Si l'enfant a de l'altération, comme cela arrive quelquefois inopinément, il faut ajouter à ce médicament parties égales d'eau de veau ou de poulet, ou bien de riz, même de graine de lin; retrancher le vin, & ſubſtituer le ſyrop de limon au miel, & en même quantité, mais à froid.

Si l'enfant devient conſtipé, ce qui arrive quelquefois, on met du ſyrop de pomme compoſé à la place du miel blanc, & en même doſe, ou l'on donne de petits lavemens; ceux qui ſont faits avec la décoction de pain de ſeigle, ſont alors les meilleurs. Si, au contraire, le dévoiement ſurvient, il faut examiner de quelle eſpece ſont les déjections, & ſe régler ſur ce qu'elles indiquent; ſi, par exemple, le flux eſt bilieux, on purgera l'enfant, ſoit avec demi-once de diaprun ſolutif, ou une once de manne diſſoute dans un lait d'amandes douces, ou dans de l'eau de tamarin, ou bien dans du jus de pruneau noir; mais ſi le dévoiement étoit lientérique, ce qui eſt fort rare pendant ce traitement, excepté qu'on ne donne trop à manger à l'enfant, ou des alimens de très-difficile digeſtion, il faudroit mêler à chaque doſe de garance, un ſcrupule de rhubarbe torréfiée, & ſubſtituer le ſyrop de coing au miel blanc, & à pareille doſe. Si enfin l'enfant rend des matieres fondues & de mauvaiſe qualité, ce qui eſt ordinairement accompagné de fievre, de téneſme ou épreintes, de tranchées, &c. on doit ſuſpendre l'uſage du médicament, pour traiter l'enfant ſuivant l'eſpèce de maladie qui ſe déclare: ce n'eſt pas que nous croyons que la garance ait aucune part à cette diarrhée, puiſque nous voyons arriver tous les jours ces ſortes de flux-de-ventre inopinément; mais il faut ôter tout prétexte d'attribuer mal-à-propos à ce médicament un accident qui auroit pu ſurvenir indépendamment de ſon uſage : d'ailleurs, en ſuppoſant que ce même médicament, en remuant l'humeur du rachitis, vienne à produire la criſe ſalutaire qui ſe déclare, il eſt à propos de laiſſer faire à la nature le reſte, ſi elle le peut; &, en cas qu'elle n'ait pas tout fait, lorſque l'enfant ſera rétabli, on pourra alors achever la cure avec ce qui l'avoit mis en ſi bon train de ſe terminer.

Si l'enfant a des vers, ce qui eſt très-commun, on ajoute à la garance la fougere mâle ou le *ſemen-contra*, &c. & on peut ſubſtituer au miel le ſyrop de pomme compoſé, animé par celui de fleurs de pêcher, mais à très-petites doſes, comme demi-gros au plus, & continuer pluſieurs jours de ſuite, ſuivant la néceſſité, ce qui doit être réglé par des perſonnes éclairées dans l'art de guérir. Lorſque l'enfant a le ventre gros & dur, & que ſes excrémens ſont marbrés de couleurs brunes, & de flocons blancs comme du caillé, ce qui eſt très-ſouvent du chyle pelotonné qui paſſe debout, comme dans cet état que le vulgaire nomme *le carreau;* il faut alors couper l'infuſion de garance avec celle de rhubarbe concaſſée ſeulement, & purger de tems en tems avec de la manne fondue dans le médicament, ou en la donnant à ſucer à l'enfant comme si c'étoit des bons-bons ; car il y en a qui la prennent mieux de cette maniere que de toute autre.

Lorsque les enfans sont un peu âgés dans le tems que l'on commence l'usage de l'infusion de garance, il y en a qui ne veulent pas en boire, quoiqu'il y ait du vin avec ; mais, comme ils aiment tous les confitures, on mêle alors avec ces friandises de la poudre de cette racine, qu'ils prennent sans s'en appercevoir, parce qu'elle n'a ni goût ni odeur ; ce qu'on peut faire également pour ceux de ces enfans qui, après avoir pris pendant plus ou moins long-tems de l'infusion de ce médicament, viennent enfin à s'en dégoûter. La dose de cette poudre, pour chaque jour, est d'un demi-gros, mais rendue impalpable, pour éviter que l'enfant ne rencontre rien de graveleux dans la bouche. A l'égard du choix des confitures, il est presque indifférent ; néanmoins on peut suivre pour lors les indications marquées ci-dessus, suivant les circonstances qui se présentent, c'est-à-dire, que si l'enfant étoit altéré, ce seroit des confitures aigrelettes qui conviendroient mieux que toutes autres : s'il étoit constipé, celles de prunes ou de pommes ; & s'il avoit le dévoiement lientérique, celles de coings, &c.

Les enfans à qui nous avons prescrit l'usage de ce médicament, modifié suivant les circonſtances, comme nous venons d'expoſer, n'ont ordinairement pas tardé longtems à marcher mieux qu'ils ne faiſoient auparavant, & même à ſe ſoutenir debout, ſans avoir le corps arqué, comme cela arrive toujours, plus ou moins, dès que le ramolliſſement s'empare des vertèbres des lombes, partie que le public nomme les reins; nous pouvons même ajouter, & avec la plus exacte vérité, que nous avons guéri quantité d'enfans qui étoient devenus ſi difformes à tous egards, qu'on avoit perdu l'eſpérance de les voir jamais marcher autrement qu'en cul-de-jatte (*a*), ou du moins

(*a*) Nous avons en main, & depuis très-longtemps, le ſquelette d'un de ces riquets, mort à l'âge de douze ans, dont les os des cuiſſes & des jambes, ceux des bras & des avant-bras, avoient été fracturés incomplettement à la maniere dont ſe caſſent les cerceaux neufs, lorſqu'on veut les courber outre meſure; enſorte que toute la table ſituée du côté de la convexité de chacun de ces os, avoit été fracturée complettement, tandis que celle du côté oppoſé, occupant la concavité de ces mêmes os, avoit réſiſté en partie. Ces fractures, qui repréſentoient un V conſonne renverſé, conſidérant le ſujet debout, étoient toutes ſituées vers la partie moyenne du corps de l'os, & en embraſſoient les trois quarts, ou environ: elles s'étoient réunies au gré de la nature, comme le prouve le cal qui en fait la ſoudure, traverſant la cavité de l'os, & laiſſant extérieurement une légere depreſſion lambdoïde. Toutes de ne pouvoir se passer de béquilles le reste de leurs jours, & que de ceux-ci les os longs se sont redressés, sinon en totalité, au moins en plus grande partie ; & même que quelques-uns de ces enfans sont redevenus depuis si bien conformés, que si on n'étoit point aussi sûr qu'on l'est de l'existence de leur état passé, on auroit beaucoup de peine, non seulement de le croire, mais aussi de se persuader qu'avec si peu de chose, en apparence, on puisse parvenir à produire réellement d'aussi grands effets ; & nous ne dissimulerons pas que ces succès ont quelquefois surpassé nos espérances, en comblant nos desirs. Enfin croiroit-on qu'avec ce médicament, nous ayons guéri, aux yeux de gens très-clairsvoyans, un enfant qui, indépendamment de tous les effets ordinaires du ramollissement des os, étoit devenu hydrocéphale au point d'avoir toutes les sutures du crâne considérablement écartées, & qui aujourd'hui fait déja un très-beau cavalier, fils unique d'une famille très-respectable & fort riche (*a*) ? Il a quinze à seize ans.

les fractures survenues dans ce sujet, prouvent sans replique que la fracture incomplette des os longs est possible, au moins dans les riquets.

(*a*) C'est de ce jeune homme, alors âgé de trois à quatre ans, dont nous avons parlé à la page 24 de notre livre intitulé : *Essai sur l'Abus*

Il faut convenir que si ce remède agit puissamment contre le ramollissement des os, poussé même à l'extrême, il faut avoir dans ces cas plus de persévérance pour réussir, que le mal n'a d'opiniâtreté à céder à son efficacité, sans quoi on n'obtient qu'une cure palliative : d'où il résulte qu'on ne sauroit s'y prendre trop tôt, parce que, plus on s'y prend tard, plus on trouve de difficultés à lever, d'obstacles à surmonter, & d'empêchemens à vaincre. Nous avons remarqué, d'ailleurs,

1°. Que la rougeole, la petite-vérole, les fiévres putrides, même les malignes, lorsqu'elles ne tuent point les riquets, augmentent considérablement le ramollissement de leurs os; mais, si on entreprend le traitement dans la convalescence, ils ne tardent pas à se fortifier de toutes manières; ensorte qu'on diroit volontiers que la maladie qui a précédé, a disposé le sujet à recevoir plus utilement le remède, que si

des Régles générales, & contre les préjugés qui s'opposent aux progrès de l'art des accouchemens, contenant succintement, & à la portée de tout le monde, 1° la maniere de se conduire pendant la grossesse, le travail de l'enfantement, les suites de couche; 2° le choix des nourrices, l'alaitement, la dentition & le sevrage des enfans, &c. On trouvera ce livre chez l'auteur; & chez Didot le jeune, libraire à Paris, quai des Augustins, près le Pont Saint-Michel, à Saint-Augustin.

ce même ſujet n'avoit pas eu quelques-unes de ces maladies.

2°. Que, lorſque le rachitis eſt produit par les vices, ſoit vénérien, ſoit ſcrophuleux, ſoit ſcorbutique, la garance ne fait au plus que pallier le mal, ſi on ne ſe ſert que de ce médicament pour traiter l'enfant; mais que, ſi on aſſocie à ce traitement le ſpécifique contre le vice qui complique le ramolliſſement des os, & qu'on ſe donne toute la patience néceſſaire pour réuſſir en pareille occurrence, on en vient très-ſouvent à bout.

3° Que, ſi dans les mêmes vices on n'emploie que les ſpécifiques qui y ſont appropriés, ces ſpécifiques n'empêchent le progrès du ramolliſſement des os que dans le cas qu'ils en étoient la vraie cauſe; encore ne s'apperçoit-on pas ordinairement de changement en bien, que fort long-tems après que ces enfans ſont ſortis de la convaleſcence.

4° Que ſi, au contraire, on a rendu le traitement mixte, on réuſſit ſouvent beaucoup mieux, & plus promptement que ſi on n'avoit point fait uſage de la garance, en traitant les autres vices ſuivant leur eſpece particuliere, & avec leurs ſpécifiques particuliers.

5° Que, dans les cas où le rachitis ne dépend ni n'eſt compliqué d'aucun des vices ſuſdits, le traitement du nouage ſeul devient bien moins difficile que dans les cas précédens; néanmoins, relativement à quantité de circonſtances que tout le monde peut preſſentir, & dont les principales ſont, ſuivant le degré de confiance qu'on a dans le remède, l'exactitude à le faire prendre comme il eſt preſcrit, la conſtance qu'il faut avoir pour en retirer le fruit, & l'attention de le varier ſuivant les différentes circonſtances qui peuvent ſe préſenter pendant le cours du traitement.

6° Que le premier effet du remède ſur les os mêmes, eſt d'en borner le gonflement; & le ſecond, de donner de la ſolidité à leur contexture: on s'apperçoit du premier de ces effets, lorſque les poignets & les chevilles des pieds ne groſſiſſent plus; & du ſecond, quand l'enfant commence à ſe redreſſer, & à marcher moins difficilement que précédemment.

7° Que, ſuivant que ces deux ſignes paroiſſent plutôt ou plus tard, ils annoncent ordinairement le plus ou le moins de facilité à guérir l'enfant, le plus ou le moins de temps qu'on ſera obligé d'employer pour arriver à ce but; diſons plus, ſi le progrès eſt rapide, n'importe dans quel tems du cours du mal on a commencé à faire uſage de la garance, c'eſt une preuve aſſez sûre que ce vice de la maſſe du ſang eſt le ſeul qu'on qu'on ait à combattre, mais par la raiſon des contraires.

8° Que, ſi on eſt pluſieurs mois ſans voir aucun progrès en bien, il faut ſe méfier de quelque complication cachée, en faire ſcrupuleuſement la recherche, afin de ne pas laiſſer aggraver le mal; &, en faiſant cette faute, d'attribuer injuſtement à la garance, d'être la cauſe des mauvaiſes tournures que la maladie pourroit prendre, ou de penſer que ce médicament n'eſt pas le vrai ſpécifique du ramolliſſement des os, comme nous ſommes en droit de le croire, y étant autoriſés par un aſſez grand nombre de réuſſites, pour ne nous pas laiſſer éblouir par des apparences trompeuſes.

9° Qu'il paroît, par tout ce que nous avons pu pénétrer d'après notre expérience, que la cauſe quelconque qui produit ordinairement le ramolliſſement des os, eſt la même que celle des croûtes laiteuſes & du muguet; & que ces effets différens ſont relatifs, dans ces trois cas, aux parties qu'elle affecte. Ce qui nous le fait penſer, c'eſt que la garance a également guéri des enfans qui avoient des croûtes laiteuſes, en même tems que le ramolliſſement des os; & que ſi elle n'eſt point applicable au muguet, c'eſt que, dans cette maladie où toutes les premieres voies ſont horriblement affectées de la criſe ſubite de l'humeur morbifique, ces mêmes voies ne ſont pas en état de faire aucune fonction propre à faire profiter l'œconomie animale de la vertu réelle de la garance; enſorte que, dans cette tournure de criſe, ce médicament ne peut y être utile à aucuns égards.

10° Nous terminerons ces remarques, en faiſant obſerver que nous avons eu ſoin de ne pas donner plus d'extenſion qu'il ne falloit à l'application de la racine de garance dans les cas du ramolliſſement des os, occaſionné par ce vice particulier de la maſſe du ſang : vice dont nous avouons ne connoître la cauſe que trop conjecturalement, pour en dire publiquement notre ſentiment; nous bornant ſeulement, au moins quant à préſent, à reconnoître l'exiſtence de cette cauſe, par les divers effets qu'elle ne produit que trop ſouvent, & dont il nous ſeroit bien glorieux de diminuer les ravages.

TABLE SOMMAIRE

DES PARAGRAPHES.

Fin de la Table des Paragraphes.